Série Terapias de Suporte em Oncologia
Um Cuidado Centrado no Paciente
## Odontologia na Oncologia

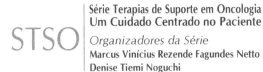

- Nutrição Clínica na Oncologia
- Nutrologia na Oncologia
- Odontologia na Oncologia
- Psicologia na Oncologia

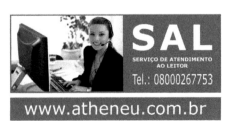

Série Terapias de Suporte em Oncologia
Um Cuidado Centrado no Paciente

Organizadores da Série
**Marcus Vinícius Rezende Fagundes Netto**
**Denise Tiemi Noguchi**

# Odontologia na Oncologia

**Editoras do Volume**
Fernanda de Paula Eduardo
Letícia Mello Bezinelli
Luciana Corrêa

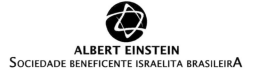

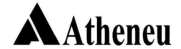

*EDITORA ATHENEU*

| | | |
|---|---|---|
| *São Paulo* | — | *Rua Maria Paula, 123, 18º andar*<br>*Tel.: (11) 2858-8750*<br>*E-mail: atheneu@atheneu.com.br* |
| *Rio de Janeiro* | — | *Rua Bambina, 74*<br>*Tel.: (21)3094-1295*<br>*E-mail: atheneu@atheneu.com.br* |

*CAPA/PRODUÇÃO EDITORIAL:* Equipe Atheneu
*DIAGRAMAÇÃO:* Know-How Editorial

**CIP-BRASIL. CATALOGAÇÃO NA PUBLICAÇÃO**
**SINDICATO NACIONAL DOS EDITORES DE LIVROS, RJ**

023

Odontologia na oncologia / editoras do volume Fernanda de Paula Eduardo, Letícia Mello Bezinelli, Luciana Corrêa; organização da série Marcus Vinícius Rezende Fagundes Netto, Denise Tiemi Noguchi. – 1. ed. – Rio de Janeiro: Atheneu, 2019.
(Terapias de suporte em oncologia: um cuidado centrado no paciente)

Inclui bibliografia
ISBN 978-85-388-1011-7

1. Câncer – Pacientes – Cuidado e tratamento. 2. Câncer – Pacientes – Tratamento odontológico. 3. Odontologia. I. Eduardo, Fernanda de Paula. II. Bezinelli, Letícia Mello. III. Correa, Luciana. IV. Netto, Marcus Vinícius Rezende Fagundes. V. Noguchi, Denise Tiemi. VI. Série.

19-57681

CDD: 617.601
CDU: 616-006:616.314

Meri Gleice Rodrigues de Souza – Bibliotecária – CRB-7/6439

12/06/2019    18/06/2019

NETTO, M. V. R. F.; NOGUCHI, D. T.
*Série Terapias de Suporte em Oncologia – Um Cuidado Centrado no Paciente – Volume Odontologia na Oncologia*

© *Direitos reservados à EDITORA ATHENEU – São Paulo, Rio de Janeiro, 2019*

# Organizadores da Série

## Marcus Vinícius Rezende Fagundes Netto

Psicanalista. Psicólogo do Centro de Hematologia e Oncologia do Hospital Israelita Albert Einstein (HIAE). Pós-Graduado em Psicanálise, Subjetividade e Cultura pela Universidade Federal de Juiz de Fora (UFJF). Especialista em Psicologia Hospitalar pela Faculdade de Medicina da Universidade de São Paulo (FMUSP). Especialista em Cuidados Paliativos e Psico-Oncologia pelo Instituto Pallium Latinoamerica – Buenos Aires – Argentina. Mestre em Psicanálise: Clínica e Pesquisa pela Universidade do Estado do Rio de Janeiro (UERJ). Doutorando do Programa de Pós-Graduação em Psicologia Clínica pela Universidade de São Paulo (USP).

## Denise Tiemi Noguchi

Médica responsável pela Equipe de Medicina Integrativa do Centro de Oncologia e Hematologia do Hospital Israelita Albert Einstein (HIAE). Médica pela Faculdade de Ciências Médicas da Santa Casa de São Paulo (FCMSCSP). Especialista em Pediatria pela Sociedade Brasileira de Pediatria (SBP) e de Cancerologia Pediátrica pela Sociedade Brasileira de Cancerologia (SBC). Especialização em Medicina Paliativa pelo Instituto Paliar e Centro Universitário São Camilo. Pós-Graduação em Bases de Medicina Integrativa pelo Instituto Israelita de Ensino e Pesquisa Albert Einstein.

# Editoras do Volume

## Fernanda de Paula Eduardo

Dentista pela Faculdade de Odontologia da Universidade de Mogi das Cruzes (UMC). Clinical Research pelo Fred Hutchinson Cancer Research Center – Seattle Cancer Care Alliance – Seattle – EUA. Mestrado em Ciências pelo Instituto de Pesquisas Energéticas e Nucleares da Universidade de São Paulo (IPENUSP). Doutorado em Diagnóstico Bucal pela Faculdade de Odontologia da Universidade de São Paulo (FOUSP). Especialista em Pacientes com Necessidades Especiais pelo Centro de Atendimento a Pacientes Especiais da Faculdade de Odontologia da Universidade de São Paulo (CAPEFOUSP). Coordenadora da Pós-Graduação em Odontologia Hospitalar do Hospital Israelita Albert Einstein (HIAE).

## Letícia Mello Bezinelli

Graduada pela Faculdade de Odontologia da Universidade de São Paulo (FOUSP). Especialista em Odontologia para Pacientes com Necessidades Especiais pela Fundação Faculdade de Odontologia (FundectoFOUSP). Mestre em Ciências Odontológicas pela FOUSP. Doutora em Ciências Odontológicas pela FOUSP. Habilitada em Odontologia Hospitalar e Laserterapia. Cirurgiã-Dentista do Programa de Oncologia, Hematologia e Transplante de Medula Óssea do Hospital Israelita Albert Einstein (HIAE). Coordenadora do Curso de Pós-Graduação de Odontologia Hospitalar do HIAE.

## Luciana Corrêa

Graduada pela Faculdade de Odontologia da Universidade de São Paulo (FOUSP). Mestre em Patologia Bucal pela FOUSP. Doutora em Patologia Bucal pela FOUSP. Livre-Docente em Patologia Geral pela FOUSP. Professora-Associada do Departamento de Estomatologia da FOUSP. Assessora do Curso de Pós-Graduação em Odontologia Hospitalar do Hospital Israelita Albert Einstein (HIAE).

# Colaboradores

### Danielle Lima Corrêa de Carvalho

Graduada em Odontologia pela Faculdade de Odontologia da Universidade de São Paulo (FOUSP). Mestre pelo Departamento de Materiais Dentários da FOUSP. Doutoranda pelo Departamento de Patologia Oral e Maxilofacial e Pacientes Especiais da FOUSP. Especialista em Odontologia para Pacientes com Necessidades Especiais pela Fundação Faculdade de Odontologia (FFO-Fundecto/FOUSP). Habilitada em *Laser* em Odontologia pelo Laboratório Especial de *Laser* em Odontologia da FFO-Fundecto/FOUSP.

### Marcella Ferreira Gobbi

Graduação pela Faculdade de Odontologia da Universidade de São Paulo (FOUSP). Habilitação em *Lasers* em Odontologia pela Fundação Faculdade de Odontologia (FFO-Fundecto/FOUSP). Pós-Graduação em Odontologia Hospitalar pelo Hospital Israelita Albert Einstein (HIAE). Cirurgiã-Dentista no HIAE.

### Mariana Henriques Ferreira

Graduação em Odontologia pela Faculdade de Odontologia de Bauru da Universidade de São Paulo (FOBUSP). Mestre em Patologia Oral e Maxilofacial e Pacientes Especiais pela Faculdade de Odontologia da Universidade de São Paulo (FOUSP). Habilitação em Odontologia Hospitalar pelo Hospital Israelita Albert Einstein (HIAE).

### Roberta Marques da Graça Lopes

Graduação em Odontologia pela Faculdade de Odontologia da Universidade de São Paulo (FOUSP). Mestre em *Lasers* em Odontologia pelo Instituto de Pesquisas Energéticas e Nucleares da Universidade de São Paulo (IPENUSP). Especialista em Prótese Dentária pelo Centro de Estudos e Treinamento e Aperfeiçoamento Odontológico (CETAO). Habilitação em Laserterapia e em Odontologia Hospitalar. Cirurgiã-Dentista do Centro de Oncologia e Hemoterapia do Hospital Israelita Albert Einstein (HIAE).

### Wilson Leite Pedreira Junior

Presidente do Grupo Cura/Merya. Ex-Diretor Executivo de Oncologia e Hematologia do Hospital Israelita Albert Einstein (HIAE). Doutor em Pneumologia pela Faculdade de Medicina da Universidade de São Paulo (FMUSP). MBA pela Fundação Dom Cabral (FDC). Pós-MBA pela Northwestern University – Kellogg School of Management.

# Dedicatória

Dedicamos a presente obra aos pacientes oncológicos, que tanto nos ensinam sobre como valorizar a vida e ter esperança.

# Agradecimentos

Aos colegas da equipe de suporte oncológico do Hospital Israelita Albert Einstein (HIAE), pelo apoio logístico, institucional e intelectual na execução da presente obra.

À Editora Atheneu, pelo significativo apoio para a produção deste trabalho.

# Apresentação

Os avanços técnico-científicos no campo da medicina têm possibilitado o aumento das chances de cura de neoplasias antes fatais e, ao mesmo tempo, proporcionado um controle de sintomas mais eficaz e consequente melhora na qualidade de vida dos pacientes acometidos por uma doença oncológica ainda incurável.

Todavia, independentemente disso, o diagnóstico de câncer representa um marco na vida do paciente e de seus familiares e pode levar a questões antes nunca consideradas.

Com isso, antes, a percepção era de que se tinha um corpo sadio, agora é de um "corpo que se trai, que prega uma peça de mau gosto em si mesmo"*. Além disso, antes, a expectativa era de uma vida promissora e cheia de planos, agora há muitas incertezas e "uma maior consciência da própria finitude". Finalmente, antes, havia a identificação com certos papéis e funções sociais que conferiam um lugar subjetivo ao paciente – pai, mãe, marido, namorada, médico, arquiteto, artista – agora, em alguns casos, a sensação é de ser "somente um paciente oncológico".

Assim, independentemente do sentido atribuído ao câncer, que pode ser entendido, por exemplo, como um alerta para se viver melhor e "parar de reclamar à toa", ou visto como uma ameaça ou "sentença de morte", fato é que a vida do paciente e de sua família nunca mais será vivida da mesma forma, mesmo quando há cura.

Ou seja, ao estar frente a frente com alguém cuja existência foi atravessada por uma doença oncológica, é importante estarmos avisados de que seu sofrimento extrapola a esfera física. Ora, o corpo não se resume ao organismo. O corpo é também invólucro de uma história singular, permeada por crenças e relações.

Tendo isso em vista, o Centro de Oncologia e Hematologia do Hospital Israelita Albert Einstein (HIAE) oferece aos seus pacientes as chamadas "Terapias de Suporte", que compõem o tratamento oncológico por meio da atuação de profissionais da Enfermagem, Psicologia, Nutrologia, Nutrição, Oncogeriatria, Cuidados Paliativos, Odontologia, Medicina Integrativa e Fisioterapia, com vistas a prestar uma assistência coordenada e individualizada ao paciente oncológico e familiares, levando em consideração suas necessidades físicas, psíquicas, espirituais e sociais.

---

* As passagens entre aspas fazem referência a falas de pacientes comumente escutadas pelos mais diversos profissionais da equipe de saúde na oncologia.

Assim, o leitor tem em mãos o testemunho de anos de trabalho de profissionais das mais diversas áreas, que decidiram dividir suas experiências e conhecimentos para compor aqui a Série *Terapias de Suporte em Oncologia – Um Cuidado Centrado no Paciente*. Nosso objetivo principal é, portanto, instrumentalizar e sensibilizar estudantes e profissionais da saúde com relação à importância do trabalho interdisciplinar, naquilo que se refere ao cuidado integrado ao paciente e sua família.

O conteúdo técnico-científico dos textos presentes na Série *Terapias de Suporte em Oncologia – Um Cuidado Centrado no Paciente* é de responsabilidade dos autores, bem como dos organizadores de cada um dos volumes.

**Marcus Vinícius Rezende Fagundes Netto**
**Denise Tiemi Noguchi**
Organizadores da Série

**Wilson Leite Pedreira Junior**
Presidente do Grupo Cura/Merya. Ex-Diretor Executivo de Oncologia
e Hematologia do Hospital Israelita Albert Einstein (HIAE). Doutor em
Pneumologia pela Faculdade de Medicina da Universidade
de São Paulo (FMUSP). MBA pela Fundação Dom Cabral (FDC).
Pós-MBA pela Northwestern University – Kellogg School of Management

# Prefácio

## Atuação da Odontologia na Oncologia

Até há pouco tempo, em termos de saúde pública, a Odontologia Hospitalar era um campo pouco explorado. A inserção do Cirurgião-Dentista na equipe multiprofissional no atendimento aos pacientes que necessitam de tratamento oncológico representa um ganho fundamental para melhorar a qualidade de vida dos pacientes.

Sem sombra de dúvidas, este foi o *"salto quântico"* na prestação de serviços na área da saúde quando se refere à Odontologia, tanto em ambiente hospitalar quanto no acompanhamento pós-alta hospitalar.

A inclusão do Cirurgião-Dentista na equipe que atende pacientes oncológicos traz ganhos aos pacientes, hospitais e planos de saúde, agregando uma visão de saúde que vai muito além dos dentes.

O Cirurgião-Dentista está preparado para entender as repercussões sistêmicas que os problemas odontológicos podem ocasionar e também atuar na prevenção e no tratamento das intercorrências advindas do tratamento médico ao qual esses pacientes são submetidos.

A qualidade do presente livro, por meio de diferentes capítulos, contribui de modo significativo para a atuação do Cirurgião-Dentista no atendimento de pacientes oncológicos.

Por último, ressalto o enorme prazer por direta ou indiretamente contribuir trabalhando para o reconhecimento e inserção do Cirurgião-Dentista nas equipes multiprofissionais na área da saúde quando do atendimento a pacientes oncológicos.

**Carlos de Paula Eduardo**
Professor Titular Sênior da Faculdade de Odontologia
da Universidade de São Paulo (FOUSP).
Coordenador do Laboratório Especial de *Lasers*
em Odontologia (LeloFOUSP)

# Sumário

1. **O papel do cirurgião-dentista na equipe multiprofissional atuante na oncologia..** 1
   - Letícia Mello Bezinelli

2. **Radioterapia de cabeça e pescoço** 3
   - Fernanda de Paula Eduardo

3. **Quimioterapia convencional, terapia-alvo e imunoterapia** 13
   - Luciana Corrêa

4. **Transplante de células hematopoiéticas** 23
   - Letícia Mello Bezinelli

5. **Princípios gerais do manejo odontológico** 33
   - Roberta Marques da Graça Lopes

6. **Princípios da fotobiomodulação e da terapia fotodinâmica em lesões orais** 39
   - Danielle Lima Corrêa de Carvalho

7. **Mucosite oral e estomatite derivadas de medicamentos** 51
   - Fernanda de Paula Eduardo

8. **Alterações salivares e do paladar** 63
   - Mariana Henriques Ferreira

9. **Principais infecções oportunistas em cavidade oral** 77
   - Luciana Corrêa

10. **Alterações no tecido ósseo** 89
    - Marcella Ferreira Gobbi

11. **Casos clínicos** 101
    - Fernanda de Paula Eduardo ■ Letícia Mello Bezinelli

**Índice remissivo** 109

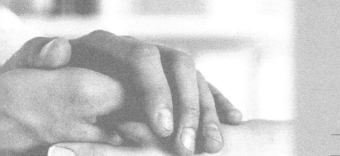

# Capítulo 1

Letícia Mello Bezinelli

# O papel do cirurgião-dentista na equipe multiprofissional atuante na oncologia

O câncer é considerado um problema de saúde pública. Atualmente, cerca de 32,5 milhões de pessoas no mundo são portadoras de neoplasias malignas, e essa incidência é crescente, principalmente nos países em desenvolvimento. No Brasil, estimam-se 600 mil novos casos por ano.

Apesar da incidência alarmante, nos últimos 10 anos, avanços tecnológicos e de estratégias de abordagem do câncer têm propiciado aumento de sobrevida em inúmeras situações, bem como diagnóstico precoce e melhor qualidade de vida. Isso graças à ação de uma equipe multiprofissional e personalizada, que envolve integração de todas as áreas da saúde, incorporando ao diagnóstico e tratamento oncológico uma ampla rede de informações detalhadas, conectadas entre si. Além disso, há também significativa evolução da indústria farmacêutica, que disponibiliza no mercado métodos terapêuticos cada vez mais eficazes no combate à doença. Nesse sentido, o câncer não é mais uma sentença de morte. Altos índices de cura têm sido obtidos para algumas neoplasias antes entendidas como fatais; em outros casos, consegue-se um controle da doença, no qual o paciente se adapta a tratamentos de manutenção que perduram por longo tempo.

A manutenção da qualidade de vida é premissa básica para os profissionais da saúde da área oncológica. É fundamental minimizar os efeitos colaterais imediatos e tardios da terapia antineoplásica, mantendo a eficiência desta por intermédio do controle da toxicidade em órgãos e/ou tecidos não alvos. Altos graus de toxicidade derivados do tratamento antineoplásico podem induzir comorbidades, levar à descontinuidade do tratamento oncológico e, eventualmente, ser fatais. Além disso, o impacto psicossocial inerente ao tratamento antineoplásico também pode contribuir para o seu insucesso.

Nessa ampla constelação de possibilidades de resultado, somente uma equipe multiprofissional é capaz de abordar todos os aspectos do tratamento antineoplásico. O eixo central que define essa equipe é a conjugação do médico oncologista com os demais profissionais da área da saúde. O plano de tratamento é construído a partir da análise de todos os possíveis efeitos colaterais, cujo impacto é definido por cada especialidade da saúde de forma individualizada para cada paciente. Almeja-se, assim, conseguir o máximo de eficácia do tratamento antineoplásico, definida por maior índice de sucesso terapêutico com mínima toxicidade.

A humanização e a manutenção dos valores individuais em cada etapa do tratamento são peças-chaves na ação da equipe multiprofissional, definida como "terapia de suporte" ao paciente com câncer.

A terapia de suporte vem ganhando espaço nos grandes centros médicos e se consolidando como o melhor caminho no tratamento de doenças crônicas e complexas. Menor índice de efeitos colaterais e aumento da sobrevida são os principais efeitos diretos obtidos a partir dessa terapia.

O papel do cirurgião-dentista, como um profissional atuante na terapia de suporte na oncologia, é construído a partir de três premissas básicas:

- A cavidade bucal, como um local integrado aos demais sistemas do organismo, pode ser porta de entrada de agentes agressores, tendo impacto negativo no paciente oncológico. Uma condição bucal inadequada, com focos de infecção ativos, pode expor o paciente oncológico a alto risco de bacteremia e sepse, e o cirurgião-dentista tem a função de evitar esse risco.
- A cavidade bucal é frequentemente afetada pela terapia oncológica. São diversas as manifestações de toxicidade na boca, que incluem alterações salivares, como xerostomia e hipossalivação, mudanças no paladar, presença de lesões de natureza infecciosa ou inflamatória, como a mucosite oral, e necroses ósseas, como a osteonecrose associada a medicamentos. Essas manifestações, em geral, são bastante sintomáticas e, além de causarem dor severa, prejudicam a fonação e a nutrição do paciente, piorando significativamente sua qualidade de vida. O cirurgião-dentista tem por função instituir medidas profiláticas e terapêuticas para esses agravos.

- A cavidade bucal sinaliza a existência de doenças sistêmicas, incluindo as do universo da oncologia. O cirurgião-dentista deve diagnosticar essas condições e propor um plano de tratamento integrado, visando à cura tanto da cavidade bucal quanto dos demais órgãos afetados.

A importância do manejo odontológico no paciente oncológico e o impacto deste no tratamento antineoplásico têm propiciado uma crescente integração do cirurgião-dentista nas equipes multidisciplinares e sua aproximação com o médico. O cirurgião-dentista tem participado ativamente de tomadas de decisão que têm aprimorado protocolos clínicos destinados a prevenção, diagnóstico e tratamento das neoplasias. Além disso, a diminuição do risco de infecção sistêmica e da sintomatologia da toxicidade em cavidade bucal, atrelada à melhoria da qualidade de vida do paciente, tem contribuído para a redução no custo geral do tratamento oncológico.

Este livro aborda, em detalhes, as três premissas básicas que definem o papel do cirurgião-dentista como membro da equipe que executa a terapia de suporte na oncologia. As complicações na cavidade oral decorrentes da terapia antineoplásica e seus protocolos clínicos preventivos e curativos serão discutidos mais minuciosamente nos próximos capítulos.

Esta obra, compondo uma série que contempla a terapia de suporte oncológico em conjunto com as demais áreas da saúde, concretiza a importância da Odontologia no contexto de uma saúde humanizada e integrada, ampliando os horizontes da atuação do cirurgião-dentista. Externamos nossa satisfação em participar deste processo, e convidamos os leitores a imergirem nessa integração.

# Capítulo 2

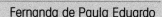
Fernanda de Paula Eduardo

# Radioterapia de cabeça e pescoço

## ≡ Considerações gerais do tratamento antineoplásico

O tratamento antineoplásico pode ser feito por intermédio de radiação (radioterapia) ou de elementos químicos (quimioterapia) que agem sobre as células neoplásicas ou sobre o sistema imune inerente ao tumor.

A resposta gerada pelo tratamento antineoplásico é classificada em relação à sensibilidade do tumor ao agente terapêutico. Há classificações internacionais da Organização Mundial de Saúde (OMS) e da Response Evaluation Criteria in Solid Tumors (Recist) que devem ser adotadas no momento da avaliação da resposta ao tratamento. Os tumores sólidos podem ter: a) *remissão completa*, quando não há mais nenhuma evidência da existência do tumor durante um determinado intervalo de tempo (em geral, 4 semanas para OMS e Recist); b) *remissão parcial*, definida pela redução de até 30 (Recist) ou 50% (OMS) do volume tumoral em um período de até 4 semanas; c) *doença progressiva*: aumento de 20 (Recist) ou 25% (OMS) do volume tumoral ou aparecimento de novos sítios com tumor; d) *doença estável*, quando a classificação de resposta parcial e de doença progressiva não se encaixa no quadro de resposta exibido pelo tumor (Recist e OMS).

Em geral, as modalidades antineoplásicas são classificadas segundo o objetivo a ser atingido pelo tratamento e são classificadas em: a) *terapia de indução*: tratamento de alta dose indicado para induzir a remissão completa da doença; b) *terapia de consolidação*: repetição da terapia de indução em pacientes que atingiram remissão completa, com a intenção de estender a cura por um maior período de tempo; c) *terapia de intensificação*: tratamento de altas doses com os mesmos agentes ou agentes diferentes dos utilizados na terapia de indução, aplicados após remissão completa, com o objetivo de estender a curva de cura; d) *terapia de manutenção*: terapia por período longo, de doses baixas, em um paciente com remissão completa, com o objetivo de erradicar tumores residuais ou a recidiva tumoral; e) *terapia adjuvante*: administrada após o tratamento considerado padrão-ouro para a neoplasia (geralmente a cirurgia), para destruir focos microscópicos de tumor residual; f) *terapia neoadjuvante*: a terapia é realizada antes do padrão-ouro para a neoplasia (em geral, antes da cirurgia), para reduzir o volume e a extensão tumoral; g) *terapia paliativa*: feita para controlar os sinais e sintomas provocados pelo tumor, cuja cura é impossível; h) *terapia de salvamento*: terapia de altas doses utilizando drogas e outros recursos com potencial de cura, adotados quando o padrão-ouro de tratamento não surte o efeito desejado.

Neste livro, o foco principal é com relação à radioterapia de cabeça e pescoço, uma vez que essa modalidade é a que causa danos na cavidade bucal. A radioterapia de cabeça e pescoço é a modalidade terapêutica, em conjunto com a cirurgia, de maior eficácia para o tratamento do câncer de cabeça e pescoço (CCP), sendo amplamente utilizada nesses casos. Em situações de CCP localizados, muitas vezes é preferível a radioterapia em vez da cirurgia; já em CCP locorregionais, a radioterapia pode ser adjuvante à cirurgia e utilizada em conjunto com a quimioterapia.

## ≡ Fontes e modalidades de radiação

O termo "radiação" diz respeito à propagação de energia no espaço. Quando está associada à matéria, chama-se radiação corpuscular (ex.: prótons, partículas beta); quando é somente energia, diz-se radiação eletromagnética (ex.: raios X e raios gama). Quando a radiação tem a capacidade de arrancar elétrons de um átomo, ela é denominada "ionizante" (ex.: prótons, partículas beta, raios X e raios gama). Para a maioria dos CCP, a fonte de radiação é baseada na emissão de fótons ou elétrons. Os fótons conseguem penetrar mais nos tecidos, e, por isso, são mais utilizados no tratamento dos CCP. Por vezes, podem-se combinar fótons e elétrons, para atingir melhor as células neoplásicas mais profundas sem danificar tanto os tecidos superficiais normais.

A quantidade de radiação é expressa em grays (Gy), que significa 1 joule por quilograma de tecido. Um gray (1 Gy) é equivalente a cem centigrays (100 cGy). A profundidade que a radiação atinge depende da megavoltagem, ou seja, quanto maior a megavoltagem, maior a penetração da radiação. Para os CCP, em geral, a voltagem é reduzida, comparada a cânceres viscerais, que se localizam em regiões mais profundas.

Quando a fonte de radiação não está em contato direto com o paciente, o procedimento é denominado teleterapia. Os equipamentos para teleterapia podem ter fonte de cobalto (cobaltoterapia), que produzem radiação gama; atualmente, há uma tendência de esses equipamentos caírem em desuso. Podem ainda ser aceleradores lineares, que produzem elétrons e raios X. Já quando a fonte de radiação é inserida no paciente ou colocada muito próxima da pele, o procedimento é denominado braquiterapia. Nesse caso, há o implante de radionucleotídeos próximos ou no interior do tumor, atingindo altas doses de radiação por um período bem curto de tempo.

As modalidades de teleterapia podem ser:

a) **Tratamento convencional:** são utilizados poucos campos de delimitação e pequenas colimações do feixe de radiação, sem individualização do tratamento. A distribuição da dose não reproduz muito bem o formato do alvo a ser atingido pela radiação, e a delimitação do campo é feita de forma bidimensional. Para que o paciente receba a radiação sempre no mesmo local, são feitas marcações na pele. Para os tumores de cabeça e pescoço, o tratamento convencional é pouco indicado.

b) **Tratamento conformacional:** os campos são delimitados com base no volume anatômico tumoral, obtido a partir de exames de tomografia computadorizada. A radioterapia conformacional tridimensional (3D-RTC) é o método mínimo recomendado para os tumores de cabeça e pescoço.

c) **Tratamento com modulação da intensidade do feixe:** também chamado de técnica IMRT (do inglês *Intensity-Modulated Radiation Therapy*), utilizam-se múltiplos campos, cada um deles com uma intensidade específica. A dose é distribuída de acordo com o volume do tumor, permitindo uma restrição maior da área a ser irradiada e um aporte maior de dose especificamente na região do tumor; a delimitação do tumor depende, portanto, de informações tridimensionais. Essa técnica tem aumentado a sobrevida dos pacientes com cânceres de cabeça e pescoço, porém demanda alta precisão no planejamento e longas sessões de radiação, que podem durar até 25 minutos (Hara e Koyfman, 2017).

d) **Radioterapia guiada por imagem:** também chamada de técnica IGRT (do inglês *Image Guided Radiation Therapy*), é utilizada para melhor delimitação do tumor, preservando-se mais os tecidos sadios. Nesse caso, é fundamental que o paciente seja posicionado de forma extremamente padronizada e reproduzível, e, para tanto, são feitas radiografias ou tomografias antes do tratamento, que são sobrepostas às imagens utilizadas para o delineamento tumoral e o ajuste da máquina. O paciente vai sendo reposicionado até que as duas imagens fiquem sobrepostas. Essa técnica, em conjunto com a IMRT, vem sendo cada vez mais aplicada aos tumores de cabeça e pescoço, demonstrando reduzir eficazmente os erros de posicionamento do paciente durante o tratamento.

e) **Tratamento com modulação volumétrica em arco:** também chamado "arcoterapia volumétrica modulada" (VMAT – do inglês *Volumetric Modulated Arch Therapy*), é uma evolução da IMRT, na qual o equipamento rotaciona 360° ao redor do alvo tumoral, distribuindo eficazmente a dose, de maneira tridimensional,

em tempo menor do que a IMRT padrão. Essa técnica tem sido utilizada em cânceres de cabeça e pescoço, porém ainda não há consenso acerca de sua superioridade em relação à IMRT padrão, em função do número reduzido de estudos.

f) **Radiocirurgia estereostática:** técnica conhecida como SRS (do inglês *Stereostatic RadioSurgery*), consiste na radiação de locais muito pequenos ou de difícil acesso, com feixes de alta precisão e alta conformação. Em cabeça e pescoço, tem indicação para os casos de recidivas ou em tumores primários com áreas pequenas e de difícil acesso, nas quais as demais técnicas poderiam levar a danos extensos aos tecidos sadios. A radiação é emitida por meio de um braço robótico, programado para direcionar o feixe a partir de técnicas tomográficas ortogonais e IGRT.

As técnicas de braquiterapia incluem o uso de agulhas-guias de aço, que são inseridas no interior ou no leito tumoral. Em seguida, são introduzidas pela agulha cânulas de plástico, que funcionam como cateteres. As agulhas são então retiradas, mantendo-se as cânulas em posição. Os nucleotídeos são inseridos, em função dos tipos de braquiterapia, que podem ser:

a) **Braquiterapia de altas taxas de dose:** também denominada HDR-BT (do inglês *High-Dose Rate BrachyTherapy*), consiste na entrega de doses altas (> 12 Gy/h) em poucos minutos, podendo ser feita em ambulatório em algumas sessões de tratamento. Em geral, é feita uma dose total de 12 a 50 Gy, fracionada em até 3 Gy em um intervalo de 6 dias. A desvantagem dessa técnica é o risco de muitos efeitos colaterais tardios. Atualmente não constitui o padrão-ouro para os cânceres de cabeça e pescoço.

b) **Braquiterapia de baixas taxas de dose:** também denominada LDR-BT (do inglês

*Low-Dose Rate BrachyTherapy*). As fontes de radiação são inseridas no tumor de forma permanente, e, no decorrer do tempo, as fontes vão perdendo a radiação. Em geral, após 9 meses, as fontes estão completamente inativas. Para os tumores de cabeça e pescoço, essa técnica vem sendo substituída pela PDR-BT, descrita a seguir.

c) **Braquiterapia de taxas de dose pulsadas:** também denominada PDR-BT (do inglês *Pulsed-Dose Rate BrachyTherapy*), envolve pulsos curtos de radiação (em média 0,5 Gy/h), durante 24 horas, com um intervalo de 1 hora entre eles, devendo o paciente ficar internado e isolado em uma sala blindada para radiação. A dose total varia entre 20 e 25 Gy. Dentre as modalidades de braquiterapia, essa técnica consiste no padrão-ouro para os cânceres de cabeça e pescoço.

## ☰ Ação da radiação ionizante sobre as células neoplásicas

A radiação ionizante causa a morte de células neoplásicas por provocar grande produção intracelular de radicais livres, muitos deles derivados do oxigênio, levando a um estado de estresse oxidativo intenso. Esse processo induz várias alterações nas membranas, no citoesqueleto e no núcleo das células, levando-as a acionar mecanismos de morte (apoptose, autofagia e necrose). Ao mesmo tempo, a radiação ionizante provoca quebras no DNA, muitas delas incompatíveis com a viabilidade celular, induzindo também a morte celular. Esse processo pode ser rápido (dias após a radiação) ou mais lento (semanas após a radiação). Isso porque muitas células precisam entrar em divisão (em mitose) para que os danos induzidos pela radiação sejam percebidos e os mecanismos de morte sejam acionados. Esse processo é denominado mitose catastrófica. Acredita-se que este seja o principal mecanismo pelo qual as células neoplásicas de tumores sólidos morrem após o contato com a radiação. Outras células podem ainda desenvolver senescência, ou seja, ficam em estado latente permanente e não entram em divisão, devido ao acúmulo de danos no DNA induzidos pela radioterapia. Nesse caso, as células não morrem, mas também não contribuem para o crescimento tumoral. Em muitos cânceres sólidos, por exemplo, os de próstata, o tumor demora mais de um ano para exibir regressão completa após a radioterapia, fato derivado de intensa senescência acionada por essas células. Em cânceres de cabeça e pescoço, a senescência pode ser vista com alta frequência na região central do tumor após a radioterapia. Esses processos de morte celular, bem como a senescência, podem estar presentes na mucosa oral normal, nas glândulas salivares, nos ossos gnáticos e nos músculos mastigatórios quando estes são expostos à radiação ionizante, explicando as diversas lesões encontradas nesses sítios, que serão comentadas nos capítulos subsequentes.

Em função do efeito da radiação sobre as células tumorais, estas podem ser radiossensíveis ou não, e o tumor pode ou não ter radiocurabilidade. A *radiossensibilidade* diz respeito à velocidade de regressão do tumor imediatamente após ou durante a radioterapia; quando um tumor não é radiossensível, diz-se que ele é *radiorresistente*. Já a *radiocurabilidade* é a erradicação completa do tumor após a finalização da radioterapia. Ter radiossensibilidade não significa ter radiocurabilidade, uma vez que alguns tumores podem mostrar expressiva redução durante a radioterapia e não exibir completa erradicação em termos clínicos, podendo, ainda, recidivar precocemente após o término da radioterapia, indicando que, mesmo diante da erradicação confirmada clinicamente, as células neoplásicas, em termos microscópicos, não foram completamente eliminadas.

A radiossensibilidade depende de vários fatores, dentre os quais se destacam: a) *grau de hipóxia presente no tecido*: a situação de pouco oxigênio torna desfavorável a ação da radiação ionizante, uma vez que um dos principais mecanismos de morte da célula neoplásica é a indução de radicais livres a partir do oxigênio; assim, quanto menor a capacidade de reoxigenação de um tumor, menos radiossensível ele é; b) *proporção de células em proliferação*: quanto maior a proporção dessas células em tumor, mais radiossensível ele é; c) *capacidade de reparo do DNA*: quanto maior a capacidade de uma célula tumoral promover o reparo de danos não letais do DNA, menos radiossensível ela é. Ainda não existem, contudo, parâmetros consensuais para se predizer, com exatidão, o quanto um tumor é radiossensível ou não.

## ≡ Planejamento radioterápico

### ■ Definição do alvo tumoral

São feitos estudos detalhados da extensão anatômica do tumor, bem como de sua relação com os tecidos adjacentes. A tomografia computadorizada é o exame de imagem mais utilizado para esse fim nos tumores de cabeça e pescoço. A ressonância magnética pode complementar a tomografia, principalmente em casos de artefatos na tomografia devido a aparatos metálicos (restaurações, implantes etc.), que podem atrapalhar o diagnóstico da extensão tumoral. Atualmente, pode-se utilizar também a tomografia FDG-PET (do inglês *positron emission tomography*, tendo como marcador o $^{18}$F-flúor-deoxi-2-glicose ($^{18}$FDG)). Nesse caso, administra-se endovenosamente no paciente glicose fluorescente (FDG), que será absorvida por células com alto metabolismo e se tornam fluorescentes, sendo então captadas por sensores de fluorescência. Geralmente, o tumor é hipermetabólico em relação aos tecidos normais, sendo um exame funcional sensível para a detecção de células neoplásicas malignas.

### ■ Posicionamento do paciente e do alvo

O paciente deve estar sempre na mesma posição em relação à fonte emissora em cada sessão de radioterapia, fazendo-se, assim, aparatos para manter constante essa posição. Uma delas é a confecção de uma máscara individual para cada paciente, que é fixada em um aparato na mesa do equipamento de radioterapia, mantendo a cabeça sempre na mesma posição em cada sessão. A confecção da máscara facial é responsabilidade do técnico do serviço de radioterapia.

Em tumores localizados na cavidade bucal, podem ser confeccionadas próteses intra ou extraorais para afastar os tecidos que não são alvo, ou então direcionar melhor esses tecidos para a fonte emissora quando eles são o alvo. Essas próteses são de vários tipos, por exemplo, para posicionamento constante da fonte emissora em um cilindro adaptado a aparato protético, ou então para afastamento da língua por intermédio de próteses abaixadoras linguais. Um exemplo de confecção e instalação de prótese radífera encontra-se no Capítulo *Casos clínicos*. A confecção da prótese radífera, em geral, é da alçada do cirurgião-dentista do serviço de radioterapia.

### ■ Registro por imagem e delineamento da margem tumoral

O estudo do alvo é feito por intermédio de ressonância magnética e tomografia computadorizada, com o paciente já na posição que adotará durante o tratamento. É feito o delineamento dos limites do tumor, bem como dos tecidos normais, calculando-se em seguida o volume dessas estruturas. Para os cânceres de cabeça e pescoço, existem vários protocolos de delineamento das estruturas anatômicas envolvidas, inclusive dos linfonodos regionais. Alguns deles se baseiam nas margens do tumor; outros, em função do conhecimento de que muitas neoplasias infiltram segundo as camadas anatômicas, adotam uma sistemática de delineamento seguindo as estruturas anatômicas, sendo esta mais demorada e mais difícil de ser executada. O delineamento da área tumoral é uma etapa crucial na técnica de IMRT, sendo fundamental que a delimitação seja exata. Vários estudos têm sido feitos quanto ao uso da FDG-PET-scan para o delineamento tumoral, mas essa técnica não tem mostrado superioridade em relação à tomografia computadorizada e à ressonância magnética.

Para as técnicas radioterápicas convencionais, o delineamento pode ter uma margem de erro maior, já que nesse caso a área de irradiação não é exata. A etapa de delineamento tumoral restringe-se em posicionar duas a três fontes emissoras voltadas para o alvo, com base em informações bidimensionais ortogonais fornecidas por um simulador fluoroscópico.

## ■ Dosimetria

A dose e o regime de radiação são feitos considerando-se o tipo de tumor, a localização e a presença de tecidos normais, evitando danos nesses tecidos. No caso do tratamento conformacional, a dose estabelecida é homogênea e calculada em função do volume tumoral e do tipo de tumor. Já para a IMRT e demais técnicas baseadas em campos tridimensionais, a dose é estabelecida por campo. Durante o tratamento radioterápico, as estruturas anatômicas e o tumor vão modificando de volume, fato que altera a eficácia do tratamento estabelecida no planejamento inicial da IMRT. *Radioterapia adaptativa* é um conceito novo que tem sido estudado, no qual, durante o tratamento, são feitos replanejamentos periódicos individualizados, utilizando-se também a FDG-PET-scan para auxiliar no diagnóstico da fisiologia do tumor. Esse princípio, contudo, ainda não tem aplicabilidade e viabilidade definidas na clínica radioterápica diária.

No protocolo radioterápico, há o "fracionamento da dose", ou seja, a divisão da dose total em doses menores, distribuídas em várias sessões. Isso porque foi estabelecido o princípio dos 5 Rs, que diz: 1) distribuindo a dose, as células normais têm mais chance de **R**eparar seu DNA danificado; 2) **R**edistribuindo a dose em tempos diferentes, aumenta-se a chance de serem atingidas mais células no período do ciclo celular de maior radiossensibilidade (as fases G2 e M); 3) fazendo intervalos entre as subdoses, é possível **R**eoxigenar o tecido, favorecendo a radiossensibilização; 4) o fracionamento das doses permite a **R**epopulação dos tecidos normais, reduzindo os efeitos colaterais; e 5) a **R**adiossensibilização, já explicada anteriormente, compõe atualmente o quinto **R** do princípio. O planejamento do fracionamento da dose leva em conta também a radiossensibilização natural de cada tumor.

Alguns tumores, como os que acontecem na cavidade oral, exibem alto potencial de repopulação. Nesse caso, são adotados regimes de hiperfracionamento para minimizar esse fenômeno.

A dose total, em geral, para os tumores da cavidade oral é de 6.000 a 7.000 cGy, divididos em 5 frações semanais de 180 a 200 cGy, durante 6 a 7 semanas. Esse regime pode, entretanto, sofrer modificações segundo o tipo e o estágio do tumor. As modificações incluem:

a) **hiperfracionamento:** pequenas doses (1,2 a 1,5 Gy) são administradas em cada fração, com duas ou três frações administradas por dia, aumentando-se a dose total com tolerância aceitável aos tecidos sadios. Indicado para cânceres de cabeça e pescoço em estágios mais avançados, esse protocolo pode gerar maior toxicidade aguda, principalmente nas glândulas salivares.

b) **frações aceleradas:** é sabido que, após quatro semanas de tratamento radioterápico, as células tumorais adquirem maior capacidade de repopulação; assim, em alguns casos, opta-se por reduzir o tempo normal do tratamento. O intervalo das frações é, então, reduzido, e as frações aceleradas podem gerar maior toxicidade aguda e tardia.

c) **hipofracionamento:** são administradas frações com menos de 2 Gy, reduzindo-se também a dose total e o tempo de tratamento. O hipofracionamento pode gerar aumento da toxicidade tardia.

### ■ Cavidade oral como órgão em risco durante a radioterapia

Durante o planejamento radioterápico, o tecido normal em risco de dano pela radiação é definido com base em algumas técnicas de delineamento. Para a mucosa oral, essas técnicas ainda não são consensuais, por exemplo, em alguns métodos, toda a mucosa oral é delineada, com exceção de tecido ósseo; em outras, somente o tecido superficial é considerado. Após o delineamento das áreas de risco, devem-se estabelecer as doses máxima e média para cada região. Na cavidade oral, o principal objetivo é restringir a radiação nas glândulas salivares parótida e submandibular (para minimizar o risco de xerostomia), nos músculos constritores da faringe, laringe, glote e esôfago (para minimizar a disfagia e a aspiração), e na mucosa oral (para minimizar a mucosite oral). Também são consideradas as regiões da mandíbula e da articulação temporomandibular, para minimizar a chance de osteorradionecrose e trismo, respectivamente. Algumas doses máximas para cada uma dessas regiões são mostradas na Tabela 2.1. É importante o cirurgião-dentista se inteirar do protocolo de delineamento e de doses para as estruturas da cavidade oral, para estimar o risco de dano nessas regiões.

**Tabela 2.1**
**Doses recomendadas para as regiões da cavidade bucal em risco de danos durante a radioterapia(*).**

| Região | Dose ideal | Dose real quando a ideal não for possível |
|---|---|---|
| Glândula parótida | Pelo menos uma das glândulas Dm ≤ 26 Gy | Uma das seguintes opções: Pelo menos 50% de uma das glândulas deve receber < 30 Gy. Pelo menos 20 cm³ combinando-se ambas as glândulas devem receber < 20 Gy. |
| Glândula submandibular | Dm ≤ 35 Gy | – |
| Cavidade oral (1/2 ou 2/3 anteriores da língua, assoalho bucal, mucosa jugal e palato) | Dm ≤ 30 Gy (para cânceres não bucais) Dm ≤ 50 Gy (para cânceres bucais) | Evitar *hot spots* ≥ 60 Gy (especialmente para cânceres não bucais). |
| Lábios | Dm ≤ 20 Gy | < 30 Gy para cânceres não bucais e < 50 BGy para cânceres bucais. |
| Músculos faríngeos | Dm ≤ 45 Gy | < 33% da faringe deve receber doses acima de 50 Gy; ou < 15% da faringe deve receber doses acima de 60 Gy. |
| Mandíbula e articulação temporomandibular | Dmáx ≤ 66 Gy | Menos que 1 cm³ pode exceder 75 Gy. Quando se tratar de câncer na cavidade oral, sendo inevitável a radiação no osso mandibular, evitar *hot spots*. |

Legenda: Dm: dose média; Dmáx: dose máxima.

(*) Doses e recomendações com base na The Radiation Therapy Oncology Group (www.rtog.org) para os cânceres de cabeça e pescoço. Outros valores podem ser adotados dependendo dos protocolos de cada instituição.

## ☰ Efeitos colaterais da radioterapia

Os efeitos colaterais da radioterapia dependem da dose administrada, da área irradiada e da capacidade reparativa das células normais. Os danos provocados pela radioterapia são cumulativos e, em geral, aparecem após duas a três semanas de tratamento. São classificados em agudos ou imediatos – que aparecem durante o tratamento e regridem após algumas semanas após a finalização da terapia –, e crônicos, tardios ou mediatos – que aparecem após a finalização do tratamento e perpetuam por longo tempo, por vezes sendo irreversíveis. O Quadro 2.1 resume algumas dessas alterações. No sistema estomatognático, podem ocorrer mucosite oral, xerostomia, disgeusia, osteorradionecrose, trismo e cárie por radiação. Essas alterações serão abordadas nos capítulos subsequentes.

## ☰ Fluxo de atendimento da equipe técnica e de suporte na radioterapia

No Quadro 2.2, tem-se o fluxo de atendimento da equipe técnica e de suporte no setor de radioterapia. O cirurgião-dentista participa como membro da equipe de suporte, desde a etapa de pré-tratamento até o período pós-radioterápico, mantendo os cuidados bucais por tempo prolongado, mesmo após finalizado o tratamento antineoplásico, para controle de sequelas tardias.

**Quadro 2.1**
**Alguns eventos adversos relacionados à radioterapia.**

| Eventos adversos durante a radioterapia | Eventos adversos após a radioterapia |
| --- | --- |
| **Gerais** | |
| Cansaço, fadiga | Cânceres secundários(*) |
| **Pele** | |
| Radiodermite, alopecia | Mudança da cor da pele na área irradiada |
| **Sistema estomatognático** | |
| Xerostomia, mucosite oral, disgeusia | Xerostomia, disgeusia, trismo Osteorradionecrose, cárie de radiação |
| **Trato gastrointestinal** | |
| Diarreia, náuseas/vômitos | |
| **Tireoide** | |
| Hipotireoidismo | Hipotireoidismo |
| **Sistema reprodutor** | Infertilidade, impotência |
| **Sangue** | |
| Imunossupressão | |
| **Sistema respiratório** | Fibrose pulmonar(*) |
| **Sistema cardiovascular** | Complicações cardíacas(*) |

(*) Eventos bem raros.
Fonte: Elaborado pela autoria.

**Quadro 2.2**
**Fluxo de atendimento da equipe técnica e de suporte no setor de radioterapia, para tratamento de câncer de cabeça e pescoço.**

| Período | Equipe | |
|---|---|---|
| | Técnica | Suporte |
| Pré-tratamento | • Simulação da radioterapia<br>• Delineamento do volume tumoral e dos órgãos em risco (saudáveis)<br>• Prescrição da dose e do protocolo de fracionamento<br>• Finalização do plano de tratamento | • Esclarecimento quanto ao tempo de tratamento, riscos, sequelas e eventos adversos<br>• Investigações de rotina no *baseline*: função renal, dados hematológicos, peso corpóreo, função cardíaca e respiratória<br>• Investigações mais específicas no *baseline*, se necessário: oftalmologia, endócrino, audição<br>• Cuidados bucais (adequação do meio bucal, orientação de higiene oral)<br>• Avaliação nutricional |
| Tratamento | • Implementação do plano de tratamento<br>• Verificação frequente da acurácia do tratamento, utilizando exames de imagem e instrumento para medição da dose | • Avaliação dos sinais e sintomas, incluindo o psicológico<br>• Monitorização de: peso, ingestão por via oral, reações agudas à radiação<br>• Avaliação e tratamento de dor<br>• Avaliação e cuidados da pele<br>• Manutenção da nutrição e hidratação<br>• Cuidados bucais diários e intensos; prevenção e tratamento dos agravos bucais<br>• Exames de função renal, hemograma completo e eletrólitos |
| Pós-tratamento | | • Suporte imediato e mediato após o tratamento<br>• Diagnóstico e tratamento das sequelas tardias, incluindo as na cavidade oral |

Fonte: Adaptado de Mallick e Waldron, 2009.

## ≡ Referências

1. Dirix P, Nuyts S. Organ-sparing radiotherapy in head and neck cancer. Belgian Journal of Medical Oncology 2008; 2(4):212-215.
2. Grégoire V, Langendijk JA, Nuyts S. Advances in radiotherapy for head and neck cancer. J Clin Oncol. 2015 Oct 10;33(29):3277-84.
3. Lacas B, Bourhis J, Overgaard J, Zhang Q, Grégoire V, Nankivell M et al. March collaborative group. Role of radiotherapy fractionation in head and neck cancers (March): an updated meta-analysis. Lancet Oncol. 2017 Sep;18(9):1221-1237.
4. Mallick I, Waldron JN. Radiation therapy for head and neck cancers. Semin Oncol Nurs. 2009 Aug;25(3):193-202.
5. Mallick S, Benson R, Julka PK, Rath GK. Altered fractionation radiotherapy in head and neck squamous cell carcinoma. J Egypt Natl Canc Inst. 2016 Jun;28(2):73-80.
6. Parkinson EK. Senescence as a modulator of oral squamous cell carcinoma development. Oral Oncol. 2010 Dec;46(12):840-53.
7. Tejpal G, Jaiprakash A, Susovan B, Ghosh-Laskar S, Murthy V, Budrukkar A. IMRT and IGRT in head and neck cancer: Have we delivered what we promised? Indian J Surg Oncol. 2010 Apr;1(2):166-85.
8. Wierzbicka M, Bartochowska A, Strnad V, Strojan P, Mendenhall WM, Harrison LB et al. The role of brachytherapy in the treatment of squamous cell carcinoma of the head and neck. Eur Arch Otorhinolaryngol. 2016 Feb;273(2):269-76.

# Capítulo 3

Luciana Corrêa

# Quimioterapia convencional, terapia-alvo e imunoterapia

Quimioterapia é um termo genérico que se refere a qualquer substância química que tenha seletividade por células (incluindo micro-organismos) e que exerça ação terapêutica sobre determinada doença. Consensualmente, esse termo adquiriu o sentido de tratamento contra células neoplásicas, sendo mais empregado no âmbito da oncologia.

Enquanto a cirurgia e a radioterapia constituem tratamentos antineoplásicos localizados, a quimioterapia tem ação sistêmica, sendo, portanto, indicada nos casos de metástases e para neoplasias hematológicas. Também pode ser combinada com a cirurgia e a radioterapia em vários tipos de tumores, incluindo os de cabeça e pescoço, para incrementar a ação antineoplásica. O objetivo central da quimioterapia é destruir as células cancerígenas e preservar as células normais. Contudo, boa parte das classes de medicamentos quimioterápicos é inespecífica, causando destruição das células saudáveis, principalmente daquelas de alta renovação, como as do tubo digestivo (incluindo a cavidade bucal), bulbo capilar e da medula hematopoiética. Isso explica por que os efeitos adversos da quimioterapia afetam boa parte do trato digestivo (causando mucosite oral, náuseas e diarreia), geram imunossupressão e provocam alopecia.

Atualmente, um novo grupo de medicamentos quimioterápicos tem sido utilizado para uma ampla gama de tumores, cujos efeitos colaterais são ausentes ou de menor magnitude do que aqueles provocados pela quimioterapia convencional. Esses medicamentos têm constituído as chamadas "terapia-alvo" e "imunoterapia". Os tipos de medicamentos que compõem essa modalidade de tratamento antineoplásico e suas indicações serão descritos mais adiante.

## ≡ Ação dos agentes quimioterápicos convencionais sobre as células neoplásicas

O mecanismo de ação dos agentes quimioterápicos varia segundo o tipo de medicamento utilizado. Em geral, os agentes quimioterápicos que não são classificados como "alvo" (agentes alquilantes, antimetabólitos, inibidores da topoisomerase etc.), ao entrarem no interior das células, provocam intenso estresse oxidativo, ou seja, induzem nas células uma alta produção de espécies reativas de oxigênio. As espécies reativas de oxigênio são moléculas altamente reativas, que promovem reações com proteínas e lipídios celulares, alterando a estrutura celular. Esse mecanismo faz com que a célula induza a própria morte, principalmente de apoptose e autofagia. Alguns quimioterápicos, como agentes alquilantes, antimetabólitos e drogas contendo platina, também provocam a interrupção da replicação do DNA, fazendo com que a célula não progrida no ciclo celular e não se divida. Outros agentes inibem a enzima que promove a separação do DNA no momento da replicação (chamada "topoisomerase"), o que inibe também a progressão da multiplicação celular. A seguir, apresenta-se a classificação dos agentes quimioterápicos, que inclui o mecanismo de ação de cada classe de medicamentos.

## ≡ Classificação dos agentes quimioterápicos convencionais

Os agentes quimioterápicos podem ser classificados de diversas formas, por exemplo, segundo a classe química do princípio ativo ou segundo o mecanismo de dano no DNA provocado pelo medicamento. Os agentes quimioterápicos são considerados *ciclo-específicos* quando atingem as células neoplásicas em determinado momento do ciclo celular, ou *ciclo-inespecíficos,* quando afetam as células neoplásicas em qualquer momento do seu ciclo de divisão. O ciclo celular é dividido nas seguintes fases: a) *fase G0:* é a pausa do ciclo celular; algumas células bem diferenciadas, como os neurônios, ficam em permanente G0, ou seja, não se dividem; b) *fase G1*: ocorre revisão do DNA, para verificar se é viável a duplicação desse material genético, destinado a ser distribuído para duas outras células idênticas à original; caso seja inviável a divisão, a célula então aciona a apoptose, ou seja, sua morte; caso ela esteja viável, a célula progride para a fase S; frequentemente, as células cancerígenas perdem sua capacidade de revisão do DNA e progridem no ciclo celular rápida e indefinidamente; c) *fase S*: ocorre a duplicação do DNA, para que as células-filhas recebam a mesma quantidade de DNA da célula-mãe; d) *fase G2*: ocorre aumento do tamanho da célula, bem como uma grande produção de proteínas e de outros elementos celulares; é a fase mais rápida do ciclo celular; e) *fase M*: inicia-se a mitose, ou seja, a divisão celular propriamente dita. Os agentes quimioterápicos ciclo-específicos agem preferencialmente nas fases da intérfase (G1, S e G2); cada grupo de drogas tem um tipo de seletividade. A Tabela 3.1 resume as classes dos agentes quimioterápicos e seu mecanismo de ação.

**Tabela 3.1**
**Classe de quimioterápicos convencionais segundo sua ação sobre o ciclo celular.**

| Grupo | Ação sobre o ciclo celular | Exemplos de drogas |
| --- | --- | --- |
| Agentes alquilantes | • Dano direto no DNA.<br>• Em qualquer fase do ciclo celular, preferencialmente na fase S. | • Ciclofosfamida, ifosfamida, melfalano, bussulfano, tiotepa, clorambucil, carmustina, dacarbazine |
| Drogas contendo platina | • Dano direto no DNA.<br>• Em qualquer fase do ciclo celular. | • Cisplatina, carboplatina, oxaliplatina |
| Antimetabólitos | • Interferem na replicação do DNA e do RNA.<br>• Atuam na fase S. | • Capecitabina, Gemcitabina, metotrexato, fludarabina, citarabina, 5-FU, azatioprina |
| Antibióticos naturais | • Inibem enzimas necessárias para a duplicação do DNA.<br>• Em qualquer fase, preferencialmente na fase S. | • Bleomicina, Doxorrubicina, mitomicina-C |

(Continua)

(Continuação)

**Tabela 3.1**
**Classe de quimioterápicos convencionais segundo sua ação sobre o ciclo celular.**

| Grupo | Ação sobre o ciclo celular | Exemplos de drogas |
|---|---|---|
| Alcaloides derivados de plantas | • Inibem a mitose.<br>• Atuam preferencialmente na fase M. | • Docetaxel, paclitaxel, vimblastina, vincristina |
| Podofilotoxinas derivadas de plantas | • Afetam a síntese de DNA.<br>• Evitam que a célula entre na fase G1. | • Etoposide, teniposide |
| Inibidores da topoisomerase | • Inibem as enzimas necessárias ao reparo do DNA. | • Irinotecano, topotecano, etoposide |
| Hormônios e corticosteroides (hormonioterapia) | • Ocupam receptores nas células tumorais, inibindo sua função. | • Estrogênios, antiestrogênios (tamoxifen), prednisone, dexametasona |

Fonte: Adaptada de Almeida et al., 2005.

## ≡ Terapia-alvo

A terapia-alvo constitui uma modalidade de tratamento quimioterápico na qual são utilizadas drogas que reagem contra moléculas específicas das células neoplásicas. Esses medicamentos provocam a morte das células cancerígenas sem ter efeito citotóxico nas células saudáveis, diferindo da quimioterapia convencional por ter menos efeitos colaterais. As células neoplásicas, em geral, são portadoras de inúmeras alterações genéticas que fazem com que tenham uma alta capacidade de divisão, migração e invasão nos tecidos. Os genes que causam essas alterações já foram identificados, o que tem permitido a criação de drogas que agem sobre esses genes específicos. Essas drogas fazem com que haja bloqueio ou troca de proteínas que promovem a multiplicação celular, podendo, ainda, inibir a formação de novos vasos (angiogênese) no interior do tumor ou carregar toxinas que promovem a morte específica das células tumorais. Podem constituir pequenas moléculas inibitórias, que agem no interior das células neoplásicas ou na parte interna da membrana plasmática, ou anticorpos monoclonais, que agem na superfície externa da membrana plasmática.

A nomenclatura dessas drogas segue uma regra geral: o prefixo é variável; o radical é composto de "-mab" (se for um anticorpo monoclonal) ou "-ib" (se for uma pequena molécula inibitória). Dentre os anticorpos monoclonais, pode ainda fazer parte do nome da droga o sub-radical "-xi" (para anticorpos quiméricos), "-mu" (humano), "-zu" (para humanizado). Para os anticorpos monoclonais e as pequenas proteínas inibitórias, é ainda acrescentado um outro sub-radical que diz respeito ao alvo: "-ci" (para inibição do sistema circulatório); "-tu" (para inibição direta do tumor); "-tin" (para inibidores de proteínas tirosina-quinases); e "-zom" (para inibidores de proteassoma). Um exemplo é "rituximabe", um anticorpo monoclonal quimérico que inibe diretamente o tumor.

Uma ampla gama de drogas tem como alvo as proteínas quinases, em particular a proteína tirosina-quinase. As proteínas tirosina-quinases são responsáveis por acionar vários sistemas proteicos no interior das células, ligados a metabolismo energético, proliferação, apoptose, diferenciação e migração celular. Os alvos mais comuns são medicamentos contra os receptores do fator de crescimento epidermal (EGFR) (que incluem subfamílias HER1, 2, 3 e 4), do fator de crescimento vascular-endotelial (VEGFR), fator de crescimento derivado de plaquetas (PDGFR), do fator de células-tronco (c-KIT) e fator estimulador de colônias (CSFR). Outras proteínas quinases alvo são BCR-ABL, RET, FLT3 e CRAF e mTOR (proteína-alvo da rapamicina em mamíferos), encontradas no interior das células neoplásicas e que agem em diversas funções de proliferação e sobrevivência celular. Há, ainda, inibidores da via de sinalização Hedgehog, especialmente das proteínas PTCH e Smoothened.

Outro grupo de medicamentos age contra grupamentos de diferenciação (CDs, do inglês *cluster differentiation*), ou seja, moléculas de superfície que identificam vários tipos celulares e que acionam cascatas de sinalização no interior das células quando são ativadas.

Exemplos de CDs-alvo são CD20, CD33 e CD52, cujos medicamentos são utilizados no tratamento de leucemias e linfomas.

O Quadro 3.1 mostra exemplos de drogas que compõem a terapia-alvo utilizando moléculas inibidoras ou anticorpos monoclonais. Vale dizer que algumas dessas drogas têm sido aplicadas para o tratamento do câncer na cavidade oral, tais como os inibidores de HER (cetuximabe e lapatinibe), em combinação com a radioterapia. Essa aplicação, porém, é restrita a instituições acadêmicas de pesquisa, não sendo feita em larga escala.

**Quadro 3.1**
**Exemplos de drogas que compõem a terapia-alvo.**

| Nome | Classe | Alvo | Indicações |
|---|---|---|---|
| Gefitinibe | Pequenas moléculas inibidoras de tirosina-quinases | HER1 | Câncer de pulmão não pequenas células |
| Erlonitibe | Pequenas moléculas inibidoras de tirosina-quinases | HER1 | Câncer de pulmão não pequenas células, câncer pancreático |
| Lapatinibe | Pequenas moléculas inibidoras de tirosina-quinases | HER1,2 | Câncer de mama HER2+ |
| Canertinibe | Pequenas moléculas inibidoras de tirosina-quinases | HER1, 2, 3, 4 | Sem indicações ainda definidas |
| Cetuximabe | Anticorpos monoclonais | HER1 | Câncer colorretal, câncer de cabeça e pescoço |
| Panitumumabe | Anticorpos monoclonais | HER1 | Câncer colorretal |
| Matuzumabe | Anticorpos monoclonais | HER1 | Sem indicação definida |
| Nimotuzumabe | Anticorpos monoclonais | HER1 | Sem indicação definida |
| Trastuzumabe | Anticorpos monoclonais | HER2 | Câncer de mama, adenogástrico e de junção gastrointestinal |
| Pertuzumabe | Anticorpos monoclonais | HER2, 3 | Câncer de mama HER2+ metastático |
| Bevacizumabe | Anticorpos monoclonais | VEGF-A | Câncer de mama HER2-, Câncer de pulmão não pequenas células, glioblastoma, câncer colorretal, carcinoma de células claras renais |
| Imatinibe | Pequenas moléculas inibidoras de tirosina-quinases | c-KIT, BCR-ABL, PDGFR | Tumor estromal gastrointestinal |
| Sunitinibe | Pequenas moléculas inibidoras de tirosina-quinases | Vários(*) | Tumor estromal gastrointestinal, carcinoma de células claras renais, tumor neuroectodérmico primitivo |
| Sorafenibe | Pequenas moléculas inibidoras de tirosina-quinases | Vários(**) | Carcinoma hepatocelular, carcinoma de células claras renais |
| Vandetanibe | Pequenas moléculas inibidoras de tirosina-quinases | VEGFR, RET, HER1 | Câncer de tireoide |
| Pazopanibe | Pequenas moléculas inibidoras de tirosina-quinases | c-KIT, PDGFR, VEGFR | Carcinoma de células claras renais |

(Continua)

(Continuação)

## Quadro 3.1
### Exemplos de drogas que compõem a terapia-alvo.

| Nome | Classe | Alvo | Indicações |
|---|---|---|---|
| Everolimus | Inibidores de proteínas quinases | mTOR | Carcinoma de células claras renais avançado, câncer de mama HER- |
| Temsirolimus | Inibidores de proteínas quinases | mTOR | Linfoma do manto, carcinoma de células claras renais |
| Dabrafenibe | Inibidores de proteínas quinases | BRAF | Melanoma |
| Vemurafenibe | Inibidores de proteínas quinases | BRAF | Melanoma |
| Crizotinibe | Inibidores de proteínas quinases | AKL | Câncer de pulmão de não pequenas células |
| Vismodegibe | Pequenas moléculas inibidoras | PTCH, Smoothened | Carcinoma de células basais |
| Bortezomibe | Pequenas moléculas inibidoras | Inibidor de proteassoma | Mieloma múltiplo |
| Rituximabe | Anticorpo monoclonal | CD20 | Linfoma não Hodgkin de células B, leucemia linfocítica crônica |
| Alentuzumabe | Anticorpo monoclonal | CD52 | Leucemia linfocítica crônica de células B |
| Brentuximabe | Anticorpo monoclonal | CD30 | Linfoma Hodgkin, linfoma de grandes células anaplásicas |
| Gemtuzumabe | Anticorpo monoclonal | CD33 | Leucemia mieloide aguda refratária |
| Daratumumabe | Anticorpo monoclonal | CD38 | Mieloma múltiplo |
| Denosumabe | Anticorpo monoclonal | RANK-L | Neoplasias metastáticas |

(*) c-KIT, BCR-ABL, PDGFR, FLT3, CSGF1R, RET. (**) c-KIT, VEGRF, PDGFR, FLT3, RET, CRAF.

Fonte: Adaptado de Leite et al., 2012, Podhorecka et al., 2014 e Sutandyo, 2016.

## ■ Imunoterapia

A imunoterapia atua nas células de defesa do hospedeiro, promovendo a estimulação destas para agir contra o tumor. Esses medicamentos podem ser vacinas contendo antígenos do tumor ou proteínas que estimulam a apresentação dos antígenos, fazendo com que haja acionamento da resposta imune antitumoral. Podem também ser administrados diretamente no paciente células de defesa ou vírus oncolíticos, incrementando a resposta imune antitumoral. Há anticorpos, ainda, que atuam em moléculas responsáveis pela inibição da resposta imune antitumoral (moléculas imunes *checkpoint*), fazendo com que ocorra bloqueio das respostas de tolerância imune desenvolvidas pelo tumor.

As vacinas utilizando peptídeos antitumorais não têm gerado resultados satisfatórios, em função da dificuldade de se estabelecer qual antígeno é chave na ativação imune, bem como pela falta de reconhecimento desses antígenos pelas células dendríticas. Outra forma de vacina é utilizando células dendríticas do próprio paciente, que são coletadas do sangue periférico, cultivadas com antígenos do tumor e novamente inoculadas no paciente. Alguns testes satisfatórios com pacientes portadores de cânceres avançados foram obtidos com esse tipo de vacina.

Os vírus oncolíticos podem ser naturais ou construídos em laboratório. Esses vírus entram nas células tumorais e, ao se replicarem, promovem a morte dessas células e também promovem o acionamento da imunidade antitumoral sistêmica, por modificarem geneticamente as células neoplásicas, fazendo com que estas secretem citocinas e expressem moléculas de superfície que estimulem a resposta imune. Vírus oncolíticos têm sido testados para casos de melanoma, mas ainda estão em fase de pesquisas.

A terapia celular adotiva é uma forma promissora de imunoterapia, na qual linfócitos do paciente são isolados do sangue periférico, linfonodos ou do próprio tumor (linfócitos do infiltrado tumoral denominados TILs, do inglês *tumor infiltrating lymphocytes*), crescidos em cultura *ex vivo* contendo inúmeras citocinas estimulatórias e reinfusionados novamente no paciente. Essa modalidade de imunoterapia tem gerado resultados animadores para remissão do melanoma. Linfócitos T também têm sido modificados geneticamente por intermédio de transfecção viral, fazendo com que expressem receptores para antígenos tumorais, tornando-os mais ativos contra o tumor. Nesse caso, bons resultados foram obtidos contra leucemias linfocíticas agudas e crônicas, linfomas não Hodgkin e sarcoma sinovial.

Na imunoterapia utilizando inibidores de moléculas *checkpoint*, destacam-se os anticorpos monoclonais antiproteína 4 associada a linfócito T citotóxico (CTLA-4, do inglês *Cytotoxic T Lymphocyte-Associated protein 4*), que promovem a reativação de linfócitos T no tumor. Bons resultados têm sido obtidos para fibrossarcoma e cânceres de ovário, bexiga e cérebro. Um exemplo desse medicamento é ipilimumabe. Outra molécula imune *checkpoint* alvo de anticorpos é o receptor da proteína 1 de morte celular programada (PD1, do inglês *programmed cell death protein 1*). Quando há inibição desse receptor, o linfócito T volta a secretar citocinas e a proliferar, acionando a

imune antitumoral. Resultados promissores têm sido obtidos para melanoma, câncer de cabeça e pescoço, pulmão, cólon, estômago e rins. Atualmente, há uma tendência de se combinarem vários anticorpos contra diferentes moléculas *checkpoint*, bem como associar essa imunoterapia a outras terapias e à quimioterapia convencional.

Dentre todos os avanços na oncologia, pode-se dizer que os medicamentos com base em imunoterapia constituem o futuro no tratamento oncológico. A aplicação desses medicamentos em cânceres na cavidade bucal é ainda bastante limitada e pouco investigada.

## ▪ Regimes de quimioterapia

Os agentes quimioterápicos são combinados entre si e administrados em ciclos. A combinação de drogas, em geral, segue os seguintes princípios: a) utilizar pelo menos uma droga com ação que induza remissão completa do tumor; b) combinar drogas com diferentes mecanismos de ação, que tenham efeito aditivo ou sinérgico entre si; c) combinar drogas com limites de toxicidade diferentes, para que seja tolerável pelo paciente, sem perder o potencial terapêutico; d) aumentar a eficiência antineoplásica, por meio da combinação de diferentes mecanismos de ação, sem necessariamente aumentar a toxicidade; e) utilizar as drogas em sua dose ótima; f) a administração das drogas deve ser em ciclos, com intervalos curtos, mas suficientes para que haja a recuperação dos tecidos normais; g) combinar drogas que provocam diferentes mecanismos de resistência nas células, para diminuir a chance de que toda a combinação não surta efeito nas células neoplásicas. Assim, a combinação quimioterápica previne a resistência às drogas, aumentando as chances de interação do medicamento com a célula neoplásica, sem que esta desenvolva mecanismos de inibição.

Os ciclos quimioterápicos visam atingir todas as células neoplásicas, já que os clones celulares exibem momentos diversos do ciclo celular. Assim, administrando-se em períodos diferentes, aumenta-se a chance de atingir células que não foram sensibilizadas em um ciclo anterior. Cada tipo de neoplasia demanda um tipo de combinação quimioterápica diferente, e a descrição de cada uma dessas combinações transcende os objetivos deste capítulo.

Os ciclos quimioterápicos tradicionais são aplicados próximos à máxima tolerância de toxicidade pelo paciente, alternados por um período longo livre do medicamento (em geral, duas a três semanas), para remissão principalmente da imunossupressão e das funções fisiológicas afetadas pela toxicidade (especialmente a função renal, responsável pelo *clearance* da droga). Contudo, em alguns tumores, essa estratégia resulta em resistência ao medicamento. Assim, desenvolveu-se a chamada "quimioterapia metronômica", utilizada principalmente em terapias-alvo contra angiogênese tumoral. Caracteriza-se pela administração de pequenas doses em períodos curtos, sem interrupção, mantendo as doses plasmáticas do medicamento. Assim, o efeito terapêutico é mantido, porém com baixa ou nenhuma toxicidade.

A dosagem dos agentes quimioterápicos é feita considerando a cinética do tumor, associada à chance de desenvolvimento de resistência ao medicamento. A redução da dose implica menor taxa de cura (por exemplo, redução de 20% da dose pode implicar redução em 50% da chance de cura). Em geral, a dose é estabelecida com base na superfície corpórea ou no peso corpóreo, apesar de, nos últimos anos, esses métodos serem questionados, principalmente pelo risco de se estimar uma dose que pode ser subterapêutica e de alta toxicidade.

As vias de administração são várias, e a escolha delas depende do tipo de medicamento prescrito e dos ciclos quimioterápicos. A via mais comum é a endovenosa periférica, com tempo de infusão que varia de segundos a horas. Em algumas situações, o paciente pode receber um cateter para infusão da droga, principalmente nos regimes de administração semanal. Podem ainda ser feitas administrações intramusculares, subcutâneas, ou intra-arteriais (estas feitas diretamente nas artérias que irrigam o tumor). Há agentes quimioterápicos que são aplicados diretamente no interior do tumor, seguindo técnicas cirúrgicas específicas guiadas por imagem. Alguns medicamentos podem também ser administrados por via oral: os de terapia-alvo, por exemplo, ou os agentes hormonais adjuvantes podem ser ingeridos, sem ser alterados pelo conteúdo estomacal. Existem ainda medicamentos quimioterápicos tópicos, sob a forma de géis ou pomadas cutâneas, utilizados para cânceres de pele.

- **Toxicidade dos agentes quimioterápicos**

Os agentes quimioterápicos convencionais e alguns medicamentos de terapia-alvo promovem ampla gama de toxicidade, abrangendo os principais órgãos vitais (Quadro 3.2). Destaca-se a toxicidade de algumas drogas-alvo para proteínas quinases na pele. Particularmente na cavidade oral, são comuns mucosite oral, xerostomia e disgeusia, bem como infecções oportunistas em função da imunossupressão gerada pelos medicamentos. O diagnóstico e o manejo desses agravos serão descritos nos capítulos subsequentes.

## Quadro 3.2
## Toxicidade gerada por agentes quimioterápicos convencionais e de terapia-alvo.

| Sintomas/sinais | Exemplos de drogas mais comumente associadas |
|---|---|
| **Sistema estomatognático** | |
| Mucosite oral | Metotrexato, 5-FU, citarabina, bussulfano, melfalano, ciclofosfamida, doxorrubicina, bleomicina, etoposide |
| Xerostomia | 5-FU, dexametasona, metotrexato, bussulfano, melfalano |
| Alterações do paladar | 5-FU, leucovorina, oxaliplatina, gemcitabine, capecitabine, cisplatina, ciclofosfamida, doxorrubicina, irinotecan, metotrexato |
| **Pele e anexos** | |
| Alopecia | Ciclofosfamida, daunorrubicina, doxorrubicina, etoposide, ifosfamida, paclitaxel, vimblastina, vincristina; cetuximabe, erlotinibe, gefitinibe, lapatinibe, canertinibe, sorafenibe, sunitinibe, pazopanibe |
| Eritema acral | Bleomicina, capecitabina, citarabina, docetaxel, doxorrubicina, 5-FU |
| Erupção papulopustular | Cetuximabe, erlotinibe, gefitinibe, lapatinibe, canertinibe |
| Xerose, fissuras | Cetuximabe, erlotinibe, gefitinibe, lapatinibe, canertinibe |
| Edema | Imatinibe, nilotinibe, dasatinibe |
| Alterações pigmentares | Imatinibe, nilotinibe, dasatinibe |
| Hemorragia | Bevacizumabe, ranibizumabe |
| Hiperqueratose reacional em mãos e pés | Sorafenibe, sunitinibe, pazopanibe |
| Erupções inflamatórias | Sorafenibe, sunitinibe, pazopanibe |
| **Sistema cardiocirculatório** | |
| Disfunção ventricular lateral/falha cardíaca por congestão | Doxorrubicina, daunorrubicina, cisplatina, ciclofosfamida, citarabina, paclitaxel, interferon-alfa |
| Isquemia | Cisplatina, capecitabina, 5-FU, interferon |
| Hipertensão | Cisplatina, bevacizumabe |
| Hipotensão | Paclitaxel, alentuzumabe, cetuximabe, rituximabe, IL-2, interferon-alfa, ácido retinoico, talidomida, etoposide |
| Pericardite | Ciclofosfamida, citarabina |
| **Sistema hepático** | |
| Hepatite, colestase, esteatose, síndrome da obstrução sinusoidal, hiperplasia regenerativa nodular, cirrose | Ciclofosfamida, ifosfamida, bussulfano (TMO), melfalano (TMO), azatioprina, citarabina, metotrexato, doxorrubicina, daunorrubicina, paclitaxel, docetaxel, cisplatina, oxaliplatina, bevacizumabe |
| **Sistema renal** | |
| Necrose tubular aguda, tubulopatias, hipernatremia | Cisplatina |
| Nefrite intersticial aguda | Interferon |
| Microangiopatia trombótica | Gemcitabina, mitomicina I |
| Nefropatia com formação de cristais | Metotrexato |
| Hiponatremia | Ciclofosfamida, vincristina |
| Hipomagnesemia | Cetuximabe, cisplatina |

(Continua)

(Continuação)

## Quadro 3.2
## Toxicidade gerada por agentes quimioterápicos convencionais e de terapia-alvo.

| Sintomas/sinais | Exemplos de drogas mais comumente associadas |
|---|---|
| **Sistema neurológico** | |
| Neuropatia periférica | Cisplatina, carboplatina, oxaliplatina, paclitaxel, vincristina |
| Encefalopatia | Ifosfamida, citarabina, carmustina, metotrexato, ciclofosfamida (TMO) |
| Convulsão | Ifosfamida, citarabina, metotrexato, bussulfano (TMO), ciclofosfamida (TMO), fludarabina (TMO) |
| Neuropatia autonômica | Cisplatina, vincristina |
| Meningite asséptica | Metotrexato, tiotepa (TMO) |
| Cefaleia | Vincristina, fludarabina (TMO), rituximabe, imatinibe |

Legenda: TMO: transplante de medula óssea.

Fonte: Adaptado de Sul & Deangelis, 2006, Perry, 2008, Bahirwani et al., 2014, Pazhayattil et al., 2014 e McDonald et al., 2015.

## Quadro 3.3
## Toxicidade em cavidade oral gerada por medicamentos utilizados em terapia-alvo e imunoterapia.

| Classe | Medicamentos | Reação adversa na cavidade oral |
|---|---|---|
| Inibidores de mTOR | Everolimus e temsirolimus | Estomatite associada a inibidores de mTOR; disgeusia; xerostomia |
| Inibidores de EGFR e HER1 | Cetuximabe(*), panitumumabe, erlotinibe, gefitinibe | Mucosite e outras lesões ulceradas em mucosa não queratinizada; disgeusia |
| Inibidores de HER | Lapatinibe | Lesões ulceradas em mucosa não queratinizada |
| | Trastuzumab emtansine | Sangramento em mucosa oral e teleangiectasia |
| | Afatinibe | Lesões ulceradas em mucosa não queratinizada, disgeusia |
| | Dacomitinibe | Lesões ulceradas em mucosa não queratinizada, disgeusia, xerostomia |
| Inibidores de angiogênese | Bevacizumabe | Glossite migratória benigna, osteonecrose, sangramento, atraso no reparo tecidual |
| | Sunitinibe, sorafenibe, pazopanibe, axitinibe, cabozantinibe | Disestesia oral, lesões aftosas, osteonecrose, disgeusia (sunitinibe, cabozantinibe) xerostomia, discromia (sunitinibe) |
| Inibidores de BCR-ABL | Imatinibe | Reações liquenoides, pigmentação em palato duro, disgeusia |
| Inibidores de *checkpoints* imunes | Nivolumabe, pembrolizumabe, atezolizumabe | Reações liquenoides, xerostomia, disgeusia |
| Inibidores de BRAF | Dabrafenibe, vemurafenibe | Lesões hiperqueratóticas na mucosa, hiperplasia gengival, carcinoma de células escamosas secundário |
| Inibidor de AKL | Crizotinibe | Disgeusia |
| Inibidor da via Hedgehog | Vismodegibe | Ageusia, disgeusia |

(*) Reações tipo mucosite quando associada à radioterapia de cabeça e pescoço.

Fonte: Adaptado de Vigarios et al., 2017.

Atualmente, algumas reações adversas na cavidade oral têm sido relacionadas ao uso de medicamento de terapia-alvo e imunoterapia. Dentre esses medicamentos, destacam-se os inibidores de mTOR, que têm gerado lesões na cavidade oral denominadas "estomatites associadas a inibidores de mTOR". Essas lesões serão enfatizadas no Capítulo *Mucosite oral e estomatites derivadas de medicamentos*. O Quadro 3.3 lista os principais medicamentos alvos e seu efeito tóxico na cavidade oral.

É importante o cirurgião-dentista se inteirar dos regimes de ciclo, das doses, dos tipos de quimioterápicos e suas vias de administração, para poder planejar um manejo odontológico adequado considerando-se os riscos para a cavidade bucal.

## ≡ Referências

1. Almeida VL, Leitão A, Reina LCB, Montanari CA, Donnici CL, Lopes MTP. Câncer e agentes antineoplásicos ciclo-celular específicos e ciclo-celular não específicos que interagem com o DNA: uma introdução. Química Nova 2005;28(1): 118-129.

2. Bahirwani R, Reddy KR. Drug-induced liver injury due to cancer chemotherapeutic agents. Semin Liver Dis. 2014 May;34(2):162-71.

3. Macdonald JB, Macdonald B, Golitz LE, LoRusso P, Sekulic A. Cutaneous adverse effects of targeted therapies: Part I: inhibitors of the cellular membrane. J Am Acad Dermatol. 2015 Feb;72(2):203-18.

4. Macdonald JB, Macdonald B, Golitz LE, LoRusso P, Sekulic A. Cutaneous adverse effects of targeted therapies: Part II: inhibitors of intracellular molecular signaling pathways. J Am Acad Dermatol. 2015 Feb;72(2):221-36.

5. Pazdur KA, Camphausen LD, Wagman WJ. In: Richard, editors. Cancer Management: a multidisciplinary Approach. 11th ed. illustrated. Publisher, Cmp United Business Media, 2008.

6. Pazhayattil GS, Shirali AC. Drug-induced impairment of renal function. Int J Nephrol Renovasc Dis. 2014 Dec 12;7:457-68.

7. Perry MC. The chemotherapy source book. 3. ed. Philadelphia: Williams & Wilkins; 2008. Cap. 14 e 15.

8. Podhorecka M, Markowicz J, Szymczyk A, Pawlowski J. Target therapy in hematological malignances: new monoclonal antibodies. Int Sch Res Notices. 2014 Oct 29;701493.

9. Sul JK, Deangelis LM. Neurologic complications of cancer chemotherapy. Semin Oncol. 2006 Jun;33(3):324-32.

10. Vigarios E, Epstein JB, Sibaud V. Oral mucosal changes induced by anticancer targeted therapies and immune checkpoint inhibitors. Support Care Cancer. 2017 May;25(5):1713-1739.

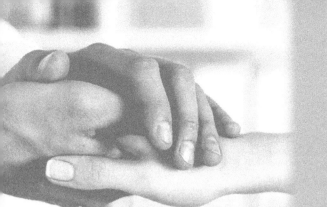

# Capítulo 4

Letícia Mello Bezinelli

# Transplante de células hematopoiéticas

O transplante de células hematopoiéticas (TCH) visa substituir o tecido hematopoiético do paciente devido à presença de doenças hematológicas que inviabilizam a produção adequada de células do sangue. Em geral, o TCH é indicado para pacientes portadores de neoplasias hematológicas (linfomas, leucemias, mieloma múltiplo e síndromes mielodisplásica e mieloproliferativa), processos de aplasia medular com ou sem caráter neoplásico (anemia aplástica severa), e doenças hematológicas congênitas (talassemias, síndrome da imunodeficiência congênita e anemias). Recentemente, o TCH tem sido indicado também para pacientes portadores de doenças autoimunes e desordens imunológicas (esclerose sistêmica, esclerose múltipla, doença de Crohn, lúpus eritematoso sistêmico, diabetes *mellitus* do tipo I e artrite reumatoide), e para tumores de células germinativas, porém ainda sem consenso quanto aos protocolos ideais e sem evidência científica de eficácia em vários casos. O TCH pode ser adjuvante, curativo ou uma terapia de salvamento, dependendo do nível de remissão conseguido a partir das terapias prévias.

## ≡ Tipos de transplante, compatibilidade e coleta de células

As fontes de células para o TCH podem ser a medula hematopoiética óssea, o sangue periférico e o cordão umbilical. Atualmente, a primeira opção é pelo sangue periférico, pela facilidade de coleta das células e pela enxertia mais rápida durante o procedimento do transplante. O sangue do cordão umbilical torna-se uma opção quando não existem doadores compatíveis utilizando sangue periférico ou medula óssea.

O TCH pode ser *autólogo*, quando as células transplantadas são do próprio paciente. Nesse caso, é feita a coleta de células hematopoiéticas preferencialmente a partir do sangue periférico, selecionando-se laboratorialmente uma população enriquecida de células-tronco (utilizando-se marcadores dessas células, em geral o CD34). Para tanto, o paciente é previamente submetido a um processo de mobilização dessas células-tronco para o sangue periférico. Pode-se administrar ou não quimioterápicos para mieloablação, que promovem uma alta produção de células-tronco para repopulacionar a medula hematopoiética destruída. A necessidade desse procedimento é avaliada previamente e, em seguida, são administrados fatores de crescimento que estimulam a saída das células-tronco do interior da medula hematopoiética para o sangue periférico. Um dos mais utilizados é o fator estimulador de colônias de macrófagos (G-CSF, do inglês *Granulocyte Colony-Stimulating Factor*). É fundamental conseguir isolar cerca de $2 \times 10^6$ de células CD34 positivas por quilograma de peso do paciente.

No TCH *alogênico*, as células transplantadas são de outro indivíduo. Nesse transplante, é importante verificar a compatibilidade entre o doador e o receptor quanto ao complexo de Antígenos de Leucócitos Humanos (HLA, do inglês *Human Leukocyte Antigens*), para evitar tanto a rejeição do transplante quanto a Doença do Enxerto Contra o Hospedeiro (DECH), comentada adiante. O HLA é um conjunto de genes que codificam proteínas localizadas na membrana plasmática celular, entre elas, o complexo principal de histocompatibilidade I e II (denominados MHC I e MHC II, do inglês *Major Histocompatibility Complex*). É por intermédio da "leitura" dessas moléculas que o sistema imune de um indivíduo identifica as células como sendo dele e não reage contra elas. Em casos de transplante cujo MHC do doador é muito discrepante da do receptor, o sistema imune do receptor pode ser acionado e agir contra as células transplantadas, levando à rejeição do transplante. A chance de os MHCs serem compatíveis é maior quando o doador é parente do receptor (irmão, pai, mãe), podendo o transplante alogênico ser então aparentado e não aparentado. É difícil haver 100% de compatibilidade, porque o complexo HLA é herdado tanto do pai (50%) quanto da mãe (50%); assim, a maior chance de compatibilidade aceitável está entre irmãos. Os haplótipos, ou seja, os genes que são herdados em bloco sempre juntos, de geração para geração, são analisados no momento da escolha do doador aparentado. O transplante pode ser *singênico*, ou seja, o HLA entre o doador e o receptor é idêntico, fato observado entre irmãos gêmeos univitelinos. Já um transplante é *haploidêntico* quando há 50% de compatibilidade entre doador e receptor. Nesse caso, pode ser necessário um tratamento prévio das células doadas, em que se faz a depleção de linfócitos T. Os linfócitos T, em particular os linfócitos T CD4, são células auxiliares que sinalizam para as demais células do sistema imune a existência de uma molécula estranha (antígeno). Assim, neutralizando-se previamente essas células, a sinalização da existência de antígenos fica atenuada, o que reduz a chance de DECH.

A coleta de células do doador no transplante alogênico é feita de maneira semelhante à do autólogo, com exceção de não se fazer a quimioterapia prévia. A quantidade de linfócitos T doados é maior quando a coleta é do sangue periférico em relação à medula hematopoiética, havendo maior chance de DECH. É indicado também que o doador não seja tão jovem nem idoso, não tenha histórico de doenças infecciosas, bem como tenha peso corpóreo semelhante ao do receptor. A incompatibilidade do tipo sanguíneo não é um problema. Quando a doação é a partir do cordão umbilical, a quantidade de células-tronco é menor, sendo então indicada para pacientes pediátricos e pacientes de menor peso corpóreo.

## ≡ Regimes de condicionamento e toxicidade

O regime de condicionamento no TCH é feito utilizando-se quimioterapia, em conjunto ou não com a radiação corpórea total (TBI, do inglês *Total Body Irradiation*) ou a radiação total da medula (TMI, do inglês *Total Marrow Irradiation*), previamente à infusão da população enriquecida de células-tronco. Ele pode ser *mieloablativo* – quando utilizar altas doses e acarretar destruição completa da medula hematopoiética –, com *doses reduzidas* – que acarretam citopenia, com destruição parcial da medula – e *não mieloablativo* – no qual a citopenia é mínima. A escolha de cada tipo de regime depende de fatores ligados à doença primária e seu estado de remissão, bem como de fatores ligados ao paciente, tais como idade e presença de comorbidades. O objetivo do condicionamento é erradicar completamente o tumor, diminui-lo consideravelmente (no caso de doenças neoplásicas), ou então gerar imunossupressão no paciente (no caso de doenças autoimunes ou outros distúrbios imunológicos). O regime de alta dose é geralmente composto por agentes alquilantes associados ou não à TBI. Alguns exemplos de combinação de quimioterápicos e radioterapia no TCH e suas indicações são mostrados no Quadro 4.1.

Os regimes com TBI são utilizados por terem efeito imunossupressor e pela sua eficácia em destruir leucemias e linfomas, atingindo locais muitas vezes não sensibilizados pelos agentes quimioterápicos. Nos regimes mieloablativos, a TBI é utilizada em doses altas, com regimes de fracionamento variáveis. Pode estar combinada à ciclofosfamida, para perpetuar a imunossupressão e o efeito antineoplásico. Em algumas situações, a TBI está contraindicada devido a sua alta toxicidade, ou então porque o paciente já foi submetido à radioterapia anteriormente. Nesse caso, utilizam-se agentes quimioterápicos em altas doses para substituir a irradiação, tais como bussulfano. Esse agente alquilante é largamente empregado no TCH por seu potencial citotóxico contra células indiferenciadas da medula hematopoiética, particularmente precursores da linhagem mieloblástica. É utilizado em associação à ciclofosfamida e tiotepa ou à ciclofosfamida e etoposide. Recentemente, estudos demonstraram um bom resultado terapêutico substituindo a ciclofosfamida por fludarabina, reduzindo a toxicidade gerada pela combinação anterior. O melfalano é outro agente alquilante largamente utilizado em TCH, indicado para pacientes portadores de mieloma múltiplo. Pode estar combinado ao bussulfano ou a TBI, contudo trabalhos têm evidenciado maior eficácia quando utilizado isoladamente.

Os regimes mieloablativos acarretam efeitos tóxicos, muitos dos quais prevenidos, diagnosticados e tratados pelo cirurgião-dentista. Particularmente, a cavidade oral e todo o trato gastrointestinal sofrem ação citotóxica, que acarreta alta morbidade ao paciente. Além da questão do tipo e da dose dos agentes condicionantes, nos transplantes alogênicos há a administração de drogas imunossupressoras que previnem a DECH, muitas delas tóxicas para a cavidade oral, descritas adiante. O Quadro 4.2 descreve as principais reações adversas provocadas pelos agentes condicionantes no TCH.

---

**Quadro 4.1**
**Exemplos de regime de condicionamento utilizado no transplante de células hematopoiéticas, segundo a potência de mieloablação empregada.**

| Regime mieloablativo | Regime de dose reduzida | Regime não mieloablativo |
|---|---|---|
| • TBI 12 a 16 Gy + ciclofosfamida (60 mg/kg por 2 dias)<br>• Bussulfano (16 mg/kg por 4 dias) + ciclofosfamida (60 mg/kg por 2 dias)<br>• Bussulfano (16 mg/kg por 4 dias) + fludarabina (90 a 120 mg/m$^2$)<br>• Melfalano (200 mg/m$^2$)<br>• Bussulfano (16 mg/kg) + melfalano (140 mg/m$^2$)<br>• BEAM | • TBI $\leq$ 500 cGy em fração única ou $\leq$ 800 cGy fracionado<br>• Bussulfano ($\leq$ 9 mg/kg)<br>• Melfalano ($\leq$ 140 mg/m$^2$)<br>• Tiotepa ($<$ 10 mg/kg)<br>• Melfalano (100 mg/m$^2$) + fludarabina (90 a 120 mg/m$^2$) | • Fludarabina (90 mg/m$^2$) + ciclofosfamida (2250 mg/m$^2$) + ATG<br>• Fludarabina (90 mg/m$^2$) + ciclofosfamida (2.250 mg/m$^2$) + rituximabe<br>• Fludarabina (90 mg/m$^2$) + citarabina + idarrubicina<br>• TBI $\leq$ 3 Gy + fludarabina (90 mg/m$^2$) |

Legenda: TBI: irradiação corpórea total; ATG: globulina antitimócito; BEAM: carmustina, etoposide, citarabina e melfalano.
Fonte: Adaptado de Gyurkocza, Sandmaier, 2014.

**Quadro 4.2**
**Exemplos de toxicidade gerada por alguns agentes condicionantes utilizados no transplante de células hematopoiéticas.**

| Agente | Efeitos tóxicos imediatos | Efeitos tóxicos tardios |
|---|---|---|
| TBI | Náuseas, vômitos, enterite, mucosite, xerostomia | Catarata, infertilidade, pneumonite, mielodisplasia |
| Ciclofosfamida | Náuseas, vômitos, enterite, mucosite, xerostomia, cistite hemorrágica, toxicidade cardíaca | Infertilidade, leucemia |
| Etoposide | *Rash* cutâneo, hipotensão, acidose, mucosite | Leucemia |
| Carmustina | Convulsão, cefaleia, mucosite, náuseas/vômitos | Pneumonia intersticial |
| Bussulfano | Convulsão, cefaleia, mucosite, náuseas/vômitos, diarreia, doença veno-oclusiva hepática | Alopecia, fibrose pulmonar |
| Cisplatina | Disfunção renal, perda da audição, tinido | Perda de audição, tinido, neuropatia |
| Tiotepa | Náuseas/vômitos, alterações no SNC, doença veno-oclusiva hepática | – |
| Paclitaxel | Reações alérgicas | Neuropatia |
| Fludarabina | Anemia hemolítica, alterações no SNC | Imunossupressão prolongada, doença linfoproliferativa associada à EBV |
| Melfalano | Náuseas/vômitos, mucosite, diarreia, toxicidade pulmonar | Neuropatia periférica |
| Metotrexato(*) | Mucosite, catabolismo do nitrogênio, hipertensão, hiperglicemia, imunossupressão, pneumonia, disfunção hepática | |
| Ciclosporina e tacrolimo(*) | Congestão, disfunção renal, microangiopatia, hipomagnesemia, hipertensão | |

Legenda: SNC: sistema nervoso central; EBV: Epstein-Barr vírus.
(*) Baixa dose para profilaxia de DECH.
Fonte: Adaptado de Forman e Nakamura, 2015.

Há uma tendência atual de se adotarem os regimes de condicionamento reduzido nos transplantes alogênicos, em que se aplicam doses reduzidas com o intuito de criar espaço na medula para que as células-tronco iniciem sua proliferação e, ao mesmo tempo, iniciar um processo de destruição do tumor por intermédio das células imunes do doador. Esse processo é denominado "enxerto contra o tumor", no qual linfócitos T do doador agem contra células neoplásicas presentes na medula hematopoiética do receptor, contribuindo para a erradicação da neoplasia. Esse mecanismo é similar ao descrito para a DECH, porém, em vez de os linfócitos T agirem contra tecidos normais, agem contras células do tumor, favorecendo uma sobrevida livre de recidivas. Além dessa função, esse tipo de condicionamento reduzido tem permitido a indicação de TCH para pacientes idosos, grupo de pessoas no qual há maior incidência de doenças hematológicas.

Apesar de utilizar doses menores, um fato que deve ser levado em consideração é que, nos regimes de condicionamento reduzido, é necessário, por vezes, empregar doses mais mieloablativas para que se consiga um quimerismo completo, ou seja, que as células hematopoiéticas que compõem a medula do receptor sejam inteiramente originárias do doador após o transplante. Essa condição é necessária em detrimento do quimerismo misto (quando as células do receptor convivem com as do doador), pois reduz a chance de recidiva da doença. Além disso, o quimerismo completo é importante para que se tenha a reação "enxerto contra o tumor", aumentando a sobrevida livre de doença. Esse fato e outros ligados ao estado de remissão da doença são considerados no momento da adoção ou não dos regimes de condicionamento reduzido.

Há ainda controvérsias se os regimes de condicionamento reduzido acarretam menos danos na cavidade oral, tais como mucosite oral, xerostomia e DECH. Não existem muitos estudos comparando regimes mieloablativos com regimes mais brandos. Nesse sentido, os protocolos de cuidados bucais são os mesmos, porém mais intensificados para os regimes mieloablativos. O manejo odontológico da mucosite oral no TCH será descrito no Capítulo *Mucosite oral e estomatites derivadas de medicamentos*, e o manejo da DECH é discutido a seguir.

## ≡ Doença do enxerto contra o hospedeiro

A doença do enxerto contra o hospedeiro (DECH) constitui um conjunto de reações inflamatórias provocadas pelo ataque de células de defesa (linfócitos T) do doador contra células do hospedeiro. É observada após o transplante alogênico em que não há total compatibilidade entre o sistema leucocitário humano (HLA) do doador e do receptor.

A DECH provoca intensa inflamação em órgãos e tecidos, sendo responsável por grande parte da mortalidade após transplantes de células hematopoiéticas. Por razões desconhecidas, os primeiros órgãos a serem afetados são pele, mucosa do trato gastrointestinal e fígado. É classificada em aguda ou crônica, dependendo do período de manifestação após o transplante e de suas características clínicas. As manifestações de DECH observadas até 100 dias após o transplante são, em geral, denominadas agudas (DECHa); após esse período, a DECH é considerada crônica (DECHc). A DECHa exibe uma inflamação mais exuberante, enquanto na DECHc a inflamação é menos intensa, e as lesões são mais fibrosas.

### ■ Patogenia

A patogenia da DECHa é explicada com base em três fases. Inicialmente ocorre dano no tecido ou órgão após o condicionamento radio e/ou quimioterápico, ativando células apresentadoras de antígenos no receptor do transplante. No conjunto de células hematopoiéticas do doador, existem células-tronco e outras populações celulares, tais como linfócitos T. Clones de linfócitos T podem se expandir no receptor após o transplante, ficando altamente imunorreativos. As células apresentadoras de antígenos, uma vez ativas, sinalizam moléculas do receptor para os linfócitos T do doador, que os interpretam como antígenos. Isso acontece porque o linfócito T do doador conhece somente o HLA do doador, e o HLA do receptor é "estranho" a ele, fazendo com que deflagre uma resposta imune celular contra estruturas do receptor. Essa resposta inclui uma sinalização intensa para macrófagos e células *Natural Killer* (NK), por meio de ampla gama de citocinas, que podem provocar destruição dos tecidos do receptor, incluindo a mucosa oral.

Na DECHc, acredita-se que ocorra expansão dessa memória imunológica mediada pelas células T do doador. Nessa amplificação, os linfócitos T acionam agora linfócitos B do receptor, que passam a produzir autoanticorpos contra estruturas próprias do receptor, semelhantemente ao que ocorre nas doenças autoimunes. Faz parte da patogenia da DECHc a inibição também de imunorregulação, mecanismo no qual os linfócitos T são inibidos para evitar erros na interpretação de moléculas como próprias ou não próprias. A DECHc pode ser observada após a manifestação da DECHa, ou então surgir sem história prévia da lesão aguda.

## ■ Aspecto clínico e diagnóstico

A presença de DECHa na cavidade bucal é pouco relatada, provavelmente pela dificuldade em se diferenciar das lesões de mucosite oral. É caracterizada pela presença de lesões eritematosas e ulcerativas, que provocam intensa sintomatologia dolorosa. Pode também adquirir um aspecto liquenoide, ou ainda se manifestar por crostas, principalmente nos lábios, semelhantes ao eritema multiforme. Já a DECHc é frequentemente relatada na cavidade bucal. Mais de 70% dos pacientes que manifestam alguma forma de DECH exibem lesões na cavidade bucal, que podem estar presentes sob três formas: inflamação liquenoide na mucosa, manifestação nas glândulas salivares e doença esclerosante.

A DECHc observada na mucosa bucal possui ampla gama de aspectos clínicos, que variam de pápulas e placas hiperqueratóticas, eritema, estrias liquenoides semelhantes ao líquen plano, até ulcerações recobertas com pseudomembrana. Geralmente, as lesões aparecem com mais frequência na língua e na mucosa jugal, mas podem surgir em qualquer local da cavidade bucal, acarretando desconforto, principalmente durante a mastigação de alimentos ácidos, de sabor intenso e picante. Os pacientes normalmente não reportam sintomatologia dolorosa, mesmo na presença de ulcerações que, em geral, tendem a desaparecer ou atenuar em um intervalo de 3 anos. Contudo, alguns pacientes podem desenvolver resistência aos corticosteroides, o que prolonga a doença, muitas vezes levando à óbito se houver outros órgãos acometidos.

A DECHc pode também ocorrer nas glândulas salivares, gerando estados de xerostomia, com alterações qualitativas e quantitativas do fluxo salivar e dos componentes salivares. Essas alterações podem predispor o paciente a cáries e outras infecções, tais como candidíase oral. Há também relatos de alta ocorrência de mucocele, derivada da reação inflamatória no sistema de ductos excretórios das glândulas salivares menores.

A DECHc esclerosante é rara na cavidade bucal, mas pode se manifestar por intermédio de fibrose e limitação de abertura bucal, incluindo ulcerações secundárias. O comprometimento da abertura bucal dificulta a fonação e a mastigação, gerando alto impacto nutricional e na qualidade de vida dos pacientes.

Existem alguns sistemas de classificação para a severidade da cDECH oral, úteis para a triagem de pacientes de risco e para padronização da informação clínica dessas lesões. O Quadro 4.3 mostra uma classificação simples do National Institute of Health, que leva em conta as limitações na cavidade bucal geradas pela doença.

**Quadro 4.3**
**Classificação da doença do enxerto contra o hospedeiro crônica segundo o National Institute of Health, utilizada para triagem clínica.**

| Ausente | Discreto | Moderado | Intenso |
| --- | --- | --- | --- |
| Sem sintomas | Sintomas discretos, com presença de lesões na cavidade bucal, mas sem limitação na ingestão alimentar | Sintomas moderados, com presença de lesões na cavidade bucal gerando limitação moderada na ingestão alimentar | Sintomas intensos, com presença de lesões na cavidade bucal gerando limitação acentuada na ingestão alimentar |

Fonte: Adaptado de Filipovich et al., 2005.

O diagnóstico diferencial da DECHa inclui principalmente lesões infecciosas virais (herpes-vírus, citomegalovírus) e a mucosite oral. Já a DECHc pode ser confundida principalmente com líquen plano oral e infecções fúngicas e virais. Quando o aspecto na cavidade bucal é incomum, deve-se realizar biópsia para estabelecimento do diagnóstico.

A biópsia de glândulas salivares menores também é indicada nos casos em que há suspeita de DECHc. Essas glândulas são comumente afetadas por DECHc, e a biópsia desse tecido permite diagnosticar a presença desse processo na cavidade bucal, bem como distinguir de outros processos de inflamação da glândula salivar, por exemplo, síndrome de Sjögren.

Além do diagnóstico bucal, é importante também o cirurgião-dentista se inteirar das manifestações da DECH em outros órgãos, como pele, trato gastrointestinal, genitália, fígado, músculo esquelético, articulações e pulmão.

## ■ Prevenção e tratamento

Para evitar a DECH, é feito um regime profilático com imunossupressores que inibem linfócitos T. Essa profilaxia inicia usualmente após o primeiro dia de infusão das células-tronco. As combinações mais utilizadas são metotrexato com ciclosporina ou tacrolimo. Nos regimes de condicionamento reduzido, utiliza-se ciclosporina ou tacrolimo associado a micofenolato mofetil (MMF). A dose usada é reduzida e mantida assim por até 12 meses após o TCH. Há ainda a possibilidade de utilizar ciclofosfamida após a infusão das células-tronco em transplantes haploidênticos.

Diante da manifestação da DECHa, o tratamento será com base no grau de severidade da sua manifestação. Para as lesões mais discretas (de grau I, ou seja, sintomas discretos, mas com lesões na cavidade bucal e sem comprometimento da ingestão alimentar), a terapia profilática já instituída é suficiente. Pode ser prescrita aplicação tópica de corticosteroide (por exemplo, beclometasona) para alívio dos sintomas. Para graus mais severos de DECHa, é indicada a prescrição de corticosteroides sistêmicos em alta dose (por exemplo, 2 mg/kg/dia de prednisolona). A posologia, entretanto, varia entre os centros de transplante.

O tratamento do DECHc envolve a administração sistêmica de corticosteroide associado ou não a inibidores da calcineurina (como o tacrolimus). Pode-se recomendar para os casos sintomáticos a administração de prednisolona na posologia de 1 mg/kg/dia durante duas semanas, e depois 1 mg/kg em dias alternados por mais quatro semanas. Na persistência dos sintomas, a posologia pode variar para 1 mg/kg/dia durante dois a três meses e reduzir a dose em 10 ou 20% até completar nove meses de tratamento. Caso a doença persista ou se torne estável nesse intervalo de tempo, ou que seja impossível reduzir a posologia para 0,5 mg/kg/dia devido à intensificação dos sintomas, o paciente é considerado refratário aos corticosteroides. Institui-se, então, uma segunda linha de tratamento, que inclui a fotoférese extracorpórea e a administração de outras drogas, como sirolimus, everolimus, rituximabe e imatinibe. Pulsos de metotrexato com micofenolato e corticosteroides também podem ser instituídos.

Fotoférese extracorpórea tem produzido resultados variáveis. Nesse procedimento, são retirados somente leucócitos do sangue do receptor, que são submetidos à exposição à luz ultravioleta em uma câmara de fotoativação. Nessa exposição, ocorre dano das membranas dos leucócitos, com indução de apoptose, e, em seguida, os leucócitos apoptóticos são reintroduzidos no receptor e "lidos" por células apresentadoras de antígenos do receptor. Não se conhece muito o mecanismo que ocorre em seguida, mas acredita-se que as células apresentadoras de antígenos sinalizem para linfócitos T reguladores, que iniciam um processo de inibição dos linfócitos T do doador, neutralizando o efeito dessas células. Ocorre também, após esse tratamento, drástica redução de citocinas inflamatórias e aumento de citocinas anti-inflamatórias, contribuindo para a redução dos sintomas da DECHc.

Recentemente, em vista da participação de células B no processo da DECHc, a administração de rituximabe também tem sido testada, com resultados promissores para alguns casos.

Para a DECHc na cavidade bucal, além do tratamento sistêmico instituído em conjunto com a equipe médica, aplicações tópicas, principalmente de corticosteroides, sob a forma de bochechos ou pomadas (por exemplo, propionato de clobetasol), podem ajudar a aliviar os sintomas. A terapia com luz de baixa intensidade (TLBI) tem sido utilizada de maneira empírica, com alguns relatos de caso evidenciando eficácia para minimizar os sintomas. É fundamental manter a higiene bucal adequada, sendo recomendável bochechos com antimicrobianos, como clorexidina não alcoólica. Deve-se também atentar para o grau de xerostomia, derivada da presença de DECHc nas glândulas salivares. O uso de substitutos salivares e hidratação constante são recomendados.

Diante do uso de corticosteroides, o risco para infecções oportunistas na cavidade oral aumenta, principalmente por *Candida*. Nesse caso, é importante também administrar nistatina tópica na cavidade bucal, intercalando com o corticosteroide. Também é importante lembrar que a administração de corticosteroides, mesmo tópicos, pode inibir a glândula suprarrenal em situações nas quais existe descontinuidade da mucosa oral, e o medicamento é absorvido pela corrente sanguínea. Nesse caso, ocorre aumento da imunossupressão em termos sistêmicos, sendo fundamentais o controle hematológico do paciente e o contato direto com o médico responsável.

## ▪ Efeitos tardios do transplante de células hematopoiéticas

Os pacientes cuja sobrevida é satisfatória após o transplante podem desenvolver eventos adversos. Um dos principais é a DECHc, já descrita anteriormente. Esse processo é responsável por parte significativa da mortalidade após o transplante, apesar de sua incidência significar menor recidiva da doença primária, explicado pelo mecanismo do "enxerto contra o tumor".

Além da DECHc, os pacientes podem manifestar doenças infecciosas em função dos longos períodos de baixa imunidade celular e humoral. São necessárias medidas profiláticas contra infecções bacterianas e fúngicas, principalmente no trato respiratório. As infecções por citomegalovírus e herpes-zóster também podem ser frequentes. Recomenda-se, então, que as imunizações (vacinas) realizadas antes do transplante sejam refeitas no intervalo de um ano, a menos que o paciente esteja sob medicamentos imunossupressores.

Os pacientes pós-transplante podem também exibir disfunções endócrinas, principalmente os submetidos a TBI e altas doses de quimioterapia. Podem ocorrer hipotireoidismo e disfunção de gônadas, sem haver necessariamente infertilidade, bem como disfunção da adrenal, nos casos de uso prolongado de corticosteroides.

Outra possibilidade é o paciente exibir neoplasias secundárias ao transplante, principalmente síndrome mielodisplásica e leucemia mieloide aguda, e alguns tumores sólidos de cólon, mama e pulmão. Os fatores de risco ligados a esse aparecimento incluem, entre outros, condicionamento com TBI, agentes alquilantes e inibidores da topoisomerase, bem como infecção com Epstein-Barr vírus. Na cavidade oral, há risco de surgimento de carcinoma epidermoide em sítios de DECH. Em função disso, a monitorização a longo prazo do paciente é fundamental.

Em suma, o acompanhamento odontológico periódico a longo prazo dos pacientes que sofreram TCH constitui medida obrigatória, principalmente para controle da DECH, da disgeusia e da xerostomia. A possibilidade de surgimento de infecções oportunistas na cavidade oral também deve ser considerada.

## ≡ Referências

1. Chaudhry HM, Bruce AJ, Wolf RC, Litzow MR, Hogan WJ, Patnaik MS et al. The incidence and severity of oral mucositis among allogeneic hematopoietic stem cell transplantation patients: a systematic review. Biol Blood Marrow Transplant. 2016 Apr;22(4):605-616.

2. Epstein JB, Raber-Durlacher JE, Lill M, Linhares YP, Chang J, Barasch A et al. Photo biomodulation therapy in the management of chronic oral graft--versus-host disease. Support Care Cancer. 2017 Feb;25(2):357-364.

3. Falkenburg JHF, Jedema I. Graft versus tumor effects and why people relapse. Hematology Am Soc Hematol Educ Program. 2017 Dec 8;2017(1): 693-698.

4. Filipovich AH. Diagnosis and manifestations of chronic graft-versus-host disease. Best Pract Res Clin Haematol. 2008 Jun;21(2):251-7.

5. Forman SJ, Nakamura R. Hematopoietic cell transplantation (2015). Disponível em: [http://www.cancernetwork.com/cancer-management/hematopoietic-cell-transplantation] Acesso em: janeiro de 2017.

6. Gyurkocza B, Sandmaier BM. Conditioning regimens for hematopoietic cell transplantation: one size does not fit all. Blood. 2014 Jul 17;124(3):344-53.

7. Hill L, Alousi A, Kebriaei P, Mehta R, Rezvani K, Shpall E. New and emerging therapies for acute and chronic graft versus host disease. Ther Adv Hematol. 2018 Jan;9(1):21-46.

8. Margaix-Muñoz M, Bagán JV, Jiménez Y, Sarrión MG, Poveda-Roda R. Graft-versus-host disease affecting oral cavity. A review. J Clin Exp Dent. 2015 Feb 1;7(1):e138-45.

9. Mays JW, Fassil H, Edwards DA, Pavletic SZ, Bassim CW. Oral chronic graft-versus-host disease: current pathogenesis, therapy, and research. Oral Dis. 2013 May;19(4):327-46.

10. Passweg JR, Halter J, Bucher C, Gerull S, Heim D, Rovó A et al. Hematopoietic stem cell transplantation: a review and recommendations for follow--up care for the general practitioner. Swiss Med Wkly. 2012 Oct 15;142:w13696.

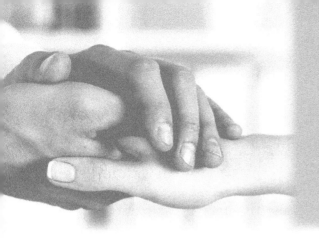

# Capítulo 5

Roberta Marques da Graça Lopes

# Princípios gerais do manejo odontológico

O manejo odontológico do paciente oncológico visa, sobretudo, prevenir os agravos bucais durante e após o tratamento antineoplásico. Para tanto, o período que antecede esse tratamento é crucial para se estabelecer o melhor plano de prevenção e tratamento.

## ≡ Período pré-tratamento antineoplásico

Nesse período, é fundamental que o cirurgião-dentista se inteire principalmente sobre a história da doença primária, o tratamento a que será submetido o paciente, bem como oriente quanto à higiene oral adequada e avalie o risco de lesões na cavidade bucal.

### ■ Anamnese direcionada e exame clínico

Para o paciente oncológico, a anamnese deve incluir o inquérito da história da doença primária, ou seja, de todo o processo de diagnóstico da neoplasia e as terapias até então vivenciadas pelo paciente. É fundamental o registro do tipo de tumor, do seu estadiamento, bem como da terapia antineoplásica prescrita. É importante também que o profissional avalie o risco para o aparecimento de xerostomia, odinofagia, disfagia, disgeusia e outras complicações e esclareça-o ao paciente, explicando a natureza e a evolução dessas alterações.

O exame clínico deve incluir tanto o registro das condições dos tecidos dentários quanto dos tecidos moles. É fundamental um cuidadoso exame da mucosa bucal, com o intuito de confirmar a integridade dos tecidos moles. No caso da existência de lesões, o diagnóstico diferencial e a execução de exames complementares (citologia esfoliativa, biópsia etc.) devem ser realizados prontamente. Também é recomendável inquérito quanto à sensação de boca seca e, se possível, quantificar o fluxo salivar.

### ■ Orientação de higienização bucal

A orientação de higienização bucal é essencial para evitar o risco de praticamente todas as lesões na cavidade oral derivadas do tratamento antineoplásico. Em geral, escovação regular, com escova de cerdas macias, incluindo todas as superfícies dentárias e a mucosa oral, é a medida básica que obrigatoriamente deve ser executada. O dentifrício deve conter quantidade moderada de flúor e, de preferência, ser desprovido de corantes e flavorizantes. Em várias fases do tratamento antineoplásico, náuseas, inapetência, desânimo e desnutrição podem fazer com que o paciente não execute as manobras de escovação. Em função disso e da maior suscetibilidade a infecções secundárias, é mandatória a prescrição de bochechos antimicrobianos sem álcool. O uso da clorexidina 0,12% está indicado para situações específicas, com franca chance de infecções oportunistas (em situações de imunossupressão, por exemplo), porém seu uso deve ser alternado com bochechos sem álcool não contendo clorexidina, para evitar toxicidade na mucosa oral e para não criar resistência microbiana. O uso de fio dental deve ser estimulado em pacientes que já têm esse hábito. Do contrário, a execução de uma má técnica por pacientes que nunca fizeram uso de fio dental pode originar danos na gengiva, sendo recomendável não o utilizar. Se o paciente for usuário de prótese, a higienização deve ser feita com escovação cuidadosa do aparato protético, bem como com gaze embebida em solução antimicrobiana não alcóolica.

Essas medidas mínimas de higienização devem ser reforçadas durante todo o tratamento antineoplásico.

### ■ Registro radiográfico

Na consulta odontológica que antecede o tratamento antineoplásico, é recomendada fortemente a radiografia panorâmica, para o registro das condições dos tecidos duros. Radiografias periapicais também são importantes, mas muitas vezes são difíceis de se obter em pacientes acamados ou hospitalizados. Caso não seja possível, a radiografia panorâmica, a inspeção cuidadosa dos tecidos duros, em particular dos ossos gnáticos, incluindo palpação na região submandibular, é mandatória.

Tratando-se de paciente oncológico, a chance de metástases e de lesões cancerígenas primárias na cavidade bucal está aumentada. Nesse caso, qualquer suspeita de lesões de natureza neoplásica deve ser inspecionada por imagem, de preferência de maior acuidade, como as tomografias computadorizadas.

### ■ Remoção de focos infecciosos e adequação do meio bucal

A remoção de focos infecciosos e a adequação do meio bucal devem ser realizadas com o intuito de eliminar o risco de disseminação microbiana sistêmica. O cirurgião-dentista deve realizar o diagnóstico e o tratamento de cáries e de infecções endodônticas, gengivais e periodontais, evitando processos de agudização. Deve também verificar a existência de infecções não odontogênicas, que podem ser frequentes nesses pacientes. Caso seja necessária a execução de restaurações, tratamentos endodônticos ou exodontias durante o tratamento antineoplásico, estes devem ser planejados em momentos que favoreçam o acesso à cavidade bucal. É importante também avaliar o risco de essas intervenções acarretarem bacteremia durante a manipulação do foco infeccioso. Os procedimentos de adequação do meio bucal são:

a) **Tratamento periodontal:** são fundamentais a raspagem e o alisamento radicular, visando a retirada de cálculos e o controle da progressão da bolsa periodontal, se houver.

b) **Tratamento endodôntico:** deve incluir a pulpectomia, desinfecção, modelagem do sistema de canais e obturação completa.

c) **Tratamento restaurador:** deve ser realizada a remoção completa da cárie, seguida de restauração provisória ou definitiva (esta pode ser realizada com ionômero de vidro, por exemplo). É aconselhável evitar restaurações de amálgama, cujas partículas podem se dissipar para o meio bucal durante o tratamento antineoplásico, sendo fonte de agressão química à mucosa. A aplicação tópica de flúor é recomendável após a adequação do meio bucal, principalmente em pacientes que sofrerão radioterapia na região de cabeça e pescoço, para proteção contra cárie por radiação;

d) **Extração dentária:** a remoção de dentes ou de raízes residuais devido a focos de infecção deve ser realizada sempre que necessário, em período que anteceda o condicionamento radio e quimioterápico e que seja suficiente para a completa reparação do sítio cirúrgico. É também recomendada a prévia extração de dentes considerados de risco, ou seja, com restaurações extensas e mal adaptadas, bem como dentes cujo acesso à higienização é difícil, principalmente em pacientes indicados para radioterapia.

## ▪ Ajustes protéticos e ortodônticos

Ajustes protéticos e a revisão das condições do tratamento ortodôntico devem ser restritos ao mínimo necessário, visando a retirada de superfícies cortantes e melhorando a qualidade da adaptação protética. Para os usuários de aparelhos ortodônticos fixos, é importante reforçar os cuidados bucais, principalmente quanto ao uso do fio dental. Também é recomendável que não sejam feitas ativações intensas do aparelho ortodôntico. Para muitos casos, pode ser indicada a remoção de aparelhos fixos previamente à terapia antineoplásica.

## ▪ Solicitação de exames hematológicos e bioquímicos

Além de exames de imagem, citologia esfoliativa e biópsia, o cirurgião-dentista deve solicitar nessa fase exames hematológicos e bioquímicos, caso sejam necessários para o diagnóstico das condições sistêmicas do paciente, antes que ele inicie o tratamento. Em geral, os pacientes já possuem exames no período que antecede a radioterapia e a quimioterapia. O cirurgião-dentista então pode solicitar ao paciente que traga os exames, para consulta e registro no prontuário. Caso esses exames não estejam atualizados, é recomendável que o cirurgião-dentista os solicite. São fundamentais as seguintes informações nesse período: hemograma completo, coagulograma, dados sobre glicemia, função hepática e função renal. O Quadro 5.1 contém os principais indicadores hematológicos e bioquímicos importantes para o registro das condições sistêmicas do paciente no período que antecede a terapia antineoplásica.

**Quadro 5.1**
**Principais indicadores hematológicos e bioquímicos importantes para a avaliação das condições sistêmicas do paciente.**

| | |
|---|---|
| **Hemograma completo** | • Contagem global e individual de leucócitos.<br>• Eritrograma.<br>• Contagem de plaquetas. |
| **Coagulograma** | • Tempo de tromboplastina parcial ativada.<br>• Tempo de protrombina (RNI).<br>• Tempo de sangramento. |
| **Função hepática** | • Aspartato aminotransferase (AST).<br>• Alanina aminotransferase (ALT).<br>• Bilirrubina direta, indireta e total. |
| **Função renal** | • Creatinina sérica.<br>• Ácido úrico sérico.<br>• Ureia sérica.<br>• Urina tipo I. |
| **Glicose** | • Hemoglobina glicada.<br>• Glicemia em jejum. |

Fonte: Elaborado pela autoria.

## ▪ Confecção de próteses radíferas intrabucais

As próteses radíferas são indicadas na radioterapia de cabeça e pescoço para evitar a radiação nos tecidos sadios e manter padronizada a irradiação no local. O cirurgião-dentista é quem confecciona essas próteses, que devem estar de acordo com o planejamento do radioterapeuta e devem ser finalizadas antes do início do tratamento.

## ☰ Durante o tratamento antineoplásico

Nesse período, com a adequação prévia da cavidade bucal, o objetivo agora é preservar as funções de mastigação e deglutição, garantindo um estado nutricional adequado do paciente. Para tanto, medidas preventivas gerais podem ser adotadas durante todo o tratamento antineoplásico. Após esse período, os cuidados bucais podem ser mais espaçados, se não houver lesão na cavidade bucal. Medidas terapêuticas para agravos específicos serão abordadas nos capítulos subsequentes.

### ■ Monitorização da higiene bucal

Durante todo o tratamento, é fundamental a análise da qualidade da higienização bucal. Se forem necessárias, adaptações na rotina de escovação e de uso de enxaguatórios bucais devem ser instituídas, com o intuito de manter adequado o hábito de higienização diário.

### ■ Prescrição de antifúngicos, antibióticos e antivirais

O cirurgião-dentista deve prescrever antibióticos, antifúngicos e antivirais para controle de infecções na cavidade oral sempre que necessário. Uma abordagem mais detalhada acerca dessas prescrições encontra-se no Capítulo *Principais infecções oportunistas em cavidade oral*. É fundamental que essas prescrições sejam comunicadas ao médico responsável pelo paciente, para evitar interações medicamentosas indesejáveis.

### ■ Prescrição de anti-inflamatórios esteroidais

Em algumas lesões na cavidade oral, principalmente as estomatites derivadas de medicamentos ou a doença do enxerto contra o hospedeiro (DECH), é mandatória a prescrição de corticosteroide, tópico ou sistêmico. Abordagens mais específicas dessas indicações encontram-se nos Capí-

tulos *Transplante de células hematopoiéticas* e *Mucosite oral e estomatites derivadas de medicamentos*, respectivamente.

### ■ Prescrição de anti-inflamatórios não esteroidais e analgésicos

Em geral, a prescrição de anti-inflamatórios não esteroidais (AINEs) não é rotina no manejo odontológico durante o tratamento antineoplásico, uma vez que, via de regra, esses medicamentos são tóxicos para fígado e rins, órgãos já bastante agredidos durante o tratamento antineoplásico, principalmente quimioterápico. Além disso, o efeito analgésico dos AINEs é insuficiente para a maioria das lesões que podem surgir durante o tratamento antineoplásico, não sendo indicados com frequência. Caso seja necessária a prescrição, principalmente no caso de cirurgias orais feitas de urgência, recomenda-se que essa indicação seja comunicada ao médico responsável.

Os opioides são muito indicados durante o tratamento antineoplásico, porque muitas das lesões na cavidade bucal causam dor de alta magnitude, que só cessam com esses medicamentos. Sua prescrição, contudo, deve ser feita mediante aprovação do médico, seguindo a posologia recomendada, principalmente se o medicamento for de administração sistêmica e não tópica. Bochechos com morfina podem ser prescritos diretamente pelo cirurgião-dentista, conforme descrito no Capítulo *Mucosite oral e estomatites derivadas de medicamentos*.

### ■ Manobras cirúrgicas de urgência

Manobras cirúrgicas eletivas não são recomendadas durante o tratamento antineoplásico. As cirurgias orais menores estão indicadas somente em caráter de urgência ou para execução de biópsias. Nesse caso, se for possível, deve-se aguardar o período mais adequado para a intervenção cirúrgica, evitando-se períodos de imunossupressão acentuada ou de anticoagulação por medicamentos, situações de mieloablação e/ou plaquetopenia importante.

### ≡ Após o tratamento antineoplásico

O manejo odontológico do paciente oncológico, depois de finalizado o tratamento, visa, sobretudo, manter a higienização adequada e monitorar a cavidade bucal em relação a possíveis focos de recidiva ou metástases tumorais. A execução de procedimentos eletivos mais invasivos dependerá do tipo de tratamento antineoplásico realizado. Em geral, na quimioterapia, após finalizadas as sessões, o paciente se recupera sistemicamente em um intervalo de 30 dias. Se o paciente estiver com condições nutricionais adequadas e a avaliação geral favorecer a intervenção, esta pode ser executada. Cuidado especial deve ser tomado quando o paciente estiver sob medicamentos que interferem diretamente no tecido ósseo (como os antirreabsortivos, abordados no Capítulo *Alterações no tecido ósseo*), quando as indicações de tratamento odontológico são mais restritas.

Outra restrição diz respeito à radioterapia na região da cabeça e pescoço, que incluiu como alvo os ossos gnáticos. A radioterapia gera sequelas tardias na cavidade oral, que surgem, se mantêm ou se agravam após a finalização do tratamento, como é o caso da xerostomia pós-radiação, cárie por radiação, osteorradionecrose e trismo. Esses agravos devem ser tratados pelo cirurgião-dentista e, em geral, demandam acompanhamento por tempo prolongado. Os capítulos subsequentes abordam cada um desses agravos individualmente.

Alguns pacientes oncológicos, principalmente aqueles que sofreram TCH alogênico, ficarão sob medicações imunossupressoras, que predispõem ao aparecimento de infecções oportunistas. Também nesses pacientes poderá ocorrer a DECH crônica, que deve prontamente ser tratada pelo cirurgião-dentista. O manejo odontológico do paciente após o TCH pode ser mais prolongado e demandar ações terapêuticas mais específicas (ver Capítulo *Transplante de Células Hematopoiéticas*).

Os pacientes oncológicos pediátricos, principalmente os que sofreram radioterapia de cabeça e pescoço ou irradiação corpórea total (TBI), são sérios candidatos a terem sequelas dentárias permanentes, principalmente se o tratamento foi realizado com o paciente em dentição decídua ou mista. O risco de cárie dentária também é maior nesses pacientes, por razões ainda não muito bem definidas, mas que envolvem alterações irreversíveis da microbiota oral, da saliva e da estrutura dentária. Além disso, o acompanhamento até a idade jovem é fundamental para minimizar os efeitos na cavidade oral de distúrbios de desenvolvimento dentário, crescimento limitado de maxila e mandíbula e anomalias de crescimento craniofacial.

### ≡ Referências

1. Guideline on Dental Management of Pediatric Patients Receiving Chemotherapy, Hematopoietic Cell Transplantation, and/or Radiation Therapy. Pediatr Dent. 2016 Oct;38(6):334-342.
2. Hong CHL, Hu S, Haverman T, Stokman M, Napeñas JJ, Braber JB et al. A systematic review of dental disease management in cancer patients. Support Care Cancer. 2018 Jan;26(1):155-174.
3. Kim RH, Yang P, Sung EC. Managing intraoral lesions in oral cancer patients in a general dental practice: an overview. J Calif Dent Assoc. 2016 Feb;44(2):85-92.
4. Kufta K, Forman M, Swisher-McClure S, Sollecito TP, Panchal N. Pre-Radiation dental considerations and management for head and neck cancer patients. Oral Oncol. 2018 Jan;76:42-51.
5. Maret D, Peters OA, Vigarios E, Epstein JB, Van der Sluis L. Dental screening of medical patients for oral infections and inflammation: consideration of risk and benefit. Microbes Infect. 2017 Feb;19(2):84-90.
6. Murphy BA, Deng J. Advances in supportive care for late effects of head and neck cancer. J Clin Oncol. 2015 Oct 10;33(29):3314-21.
7. Neill CC, Migliorati C, Trojan T, Kaste S, Karydis A, Rowland C, Parris W. Experience and expertise regarding orthodontic management of childhood and adolescent cancer survivors. Am J Orthod Dentofacial Orthop. 2015 Nov;148(5):765-70.

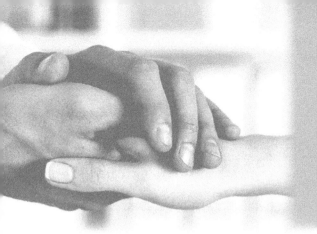

# Capítulo 6

Danielle Lima Corrêa de Carvalho

# Princípios da fotobiomodulação e da terapia fotodinâmica em lesões orais

## ☰ Fotobiomodulação

Fotobiomodulação é o efeito físico e químico exercido pelos fótons em células procariotas e eucariotas. Em geral, a fotobiomodulação envolve efeitos estimulatórios, que culminam com o aumento do aporte energético e proliferação celular, ou inibitórios, que induzem depleção energética e redução da atividade celular. A fototerapia tem por objetivo aplicar esses efeitos sobre as células para restituir a homeostase.

Os equipamentos utilizados na área médica para provocar esse efeito podem ser *lasers* (do inglês, *Light Amplification by the Stimulated Emission of Radiation*) ou diodos emissores de luz (LEDs, do inglês, *Light Emiting Diodes*). Ambos utilizam a luz como forma de energia, ou seja, uma onda eletromagnética composta por fótons que se propagam com diferentes tempos ou frequências (medida em Hertz – Hz) e diferentes comprimentos de onda (medidos em nanômetros, nm). Quando essas frequências são sensíveis ao olho humano, ou seja, quando é possível enxergar a luz, que pode assumir diferentes cores, dizemos que estamos no espectro visível (entre 400 e 750 nm). Quando não é possível vê-la, o espectro é dito invisível (acima de 750 nm e abaixo de 400 nm). Na área médica, particularmente para as lesões da cavidade oral no paciente oncológico, comumente utilizam-se equipamentos que emitem a luz visível, na qual reconhecemos a luz vermelha. O espectro vermelho varia de 625 a 740 nm; espectros abaixo de 500 nm geram cores azul e violeta. Há ainda equipamentos que emitem luz no espectro infravermelho, considerado acima de 750 nm, e ultravioleta, que fica abaixo de 400 nm, ambos no espectro invisível.

No vácuo, a luz tem como propriedade física se propagar em linha reta e com velocidade constante. Nos tecidos biológicos, ditos meios túrbidos, a luz não se propaga em linha reta, mas pode ser refletida, absorvida, espalhada ou transmitida. Se o meio for completamente transparente, a luz será transmitida, fato que dificilmente é observado nos tecidos humanos. Então, o feixe de luz sofrerá atenuação, sendo absorvido, refletido ou espalhado. Quando a luz for absorvida, a energia luminosa poderá provocar vibração de moléculas, gerar calor ou produzir estados excitados. O estado de absorção da luz é o que promove a fotobiomodulação. A absorção da luz por diversos elementos dos tecidos biológicos depende do comprimento de onda. Já está estabelecido que, para um efeito terapêutico ideal, com boa absorção e atenuação energética adequada, o comprimento de onda da luz deve ficar entre 600 e 1.000 nm. Quanto maior o comprimento de onda, maior a penetração da luz nos tecidos biológicos. Os equipamentos que geram feixes luminosos com comprimento de onda terapêutico (660 nm, 780 nm) penetram com diferentes profundidades no tecido. Por exemplo, um feixe de luz em 660 nm pode penetrar por volta de 2 mm em pele e mucosas, enquanto um de 780 nm pode atingir até 3 mm. Vale lembrar que esses níveis de profundidade variam bastante em função de outras variáveis físicas relacionadas à luz (por exemplo, a potência e o ângulo de incidência) e aos tecidos (por exemplo, quantidade de água, de colágeno etc.). Recentemente, foram lançados no mercado equipamentos que emitem luz *laser* em dois comprimentos de onda (vermelho e infravermelho) simultaneamente. Os efeitos dessa irradiação composta ainda não são conhecidos, com protocolos empíricos sendo testados.

As moléculas que absorvem luz são denominadas fotorreceptores ou cromóforos. Cada molécula absorve um comprimento de onda diferente, o que determina diferentes efeitos biológicos. Os cromóforos podem ser enzimas, componentes da membrana celular, hemoglobina, mioglobina, porfirinas, flavinas e citocromo c oxidase, e outros ainda não definidos ou descobertos.

O nível de absorção e o efeito biológico produzido pela luz dependem também da potência (medida em W). Um equipamento é dito de alta potência quando gera um feixe de luz com 1 a 30 W. Nesse caso, a interação dos fótons com os tecidos biológicos gera calor, ablação e vaporização, promovendo então ações de incisão e coagulação, aplicados em cirurgia. Já os equipamentos com potência abaixo de 500 mW (em geral, os equipa-

mentos utilizados na área médica ficam entre 30 e 150 mW) são entendidos como de baixa potência. São esses que promovem a fotobiomodulação, com absorção da energia luminosa sem gerar calor excessivo e com ausência de dano térmico (que ocorre em temperaturas acima de 45 °C) ou coagulação (acima de 60 °C) nos tecidos. As técnicas de fototerapia que visam a fotobiomodulação são denominadas "Terapias com luz de baixa intensidade" (TLBI), que são comumente empregadas nas lesões orais em pacientes oncológicos e a seguir detalhadas.

## ■ Efeitos da terapia com luz de baixa intensidade

A terapia de luz de baixa intensidade gera fotobiomodulação a partir de múltiplas reações moleculares nas células, divididas em algumas fases.

### Efeitos primários, secundários e terciários

Os efeitos ditos *primários* englobam as reações intracelulares de absorção dos fótons, que acontecem por intermédio dos cromóforos. Os comprimentos de onda no vermelho e infravermelho são absorvidos pelo citocromo c, uma molécula fotoaceptora localizada nas mitocôndrias, responsável pela produção de ATP. Um dos primeiros eventos da fotobiomodulação é o aumento da quantidade de ATP e de espécies reativas de oxigênio (EROs) e de óxido nítrico, em função do consumo de oxigênio nessa reação química. Alterações mitocondriais levam à ativação de vias de sinalização intracelular, que acionam maior síntese de DNA (induzindo a célula a progredir no ciclo celular e a se dividir) e a maior síntese de RNA (que induzem a célula a secretar proteínas). Esses efeitos são agora considerados *secundários*, ou seja, englobam a cascata de reações que ocorrem após a absorção dos fótons.

Existem outros efeitos secundários que não são derivados diretamente dos citocromos. Por exemplo, os feixes luminosos no espectro vermelho e infravermelho acionam alguns receptores de membrana, induzindo influxo de íons no meio intracelular; isso faz com que algumas células secretem o conteúdo de seus grânulos (por exemplo, mastócitos estimulados pelo espectro vermelho secretam histamina pelo maior influxo de $Ca^{2+}$ em seu interior). Há, ainda, evidências de que os fótons atuam diretamente sobre determinadas moléculas, transformando-as do seu estado latente para um estado mais ativo. Esse fenômeno tem sido observado em alguns fatores de crescimento e enzimas, principalmente as responsáveis por atenuar o estresse oxidativo (processo em que ocorre grande produção de EROs, que, em excesso, são prejudiciais para a célula).

Em função dessa interação primária e os efeitos secundários, costuma-se entender que a TLBI tem aplicação em tecidos nos quais há depleção da produção energética, ou seja, em células que perderam sua homeostase. Isso porque alguns estudos têm demonstrado que a TLBI não exerce efeito sensível sobre células em estado de equilíbrio energético. Assim, em princípio, não está indicada a TLBI em tecidos saudáveis.

Os efeitos *terciários* da TLBI são entendidos como aqueles distantes da célula que absorveu os fótons, ditos também efeitos sistêmicos. As células fotoativadas podem secretar fatores de crescimento e citocinas, que afetarão outras células que sejam alvo para essas proteínas e que não necessariamente sofrerão fotobiomodulação direta. Os efeitos terciários são os menos estudados na área de TLBI, mas atualmente acredita-se que eles sejam importantes para explicar alguns fenômenos que acompanham a irradiação local de baixa intensidade, como modificações neurossensoriais e circulatórias em regiões distantes da área irradiada.

## Reparo tecidual

A aceleração do reparo tecidual é uma das principais aplicações da TLBI nos pacientes oncológicos. As lesões derivadas do tratamento antineoplásico são de difícil reparo, e a TLBI é utilizada para acelerar esse processo. Os mecanismos de ação da TLBI atuam em todas as fases do reparo, quais sejam:

**a) Fase inflamatória:** é a primeira fase do reparo. Dependendo da dosimetria, a TLBI tem efeito pró ou anti-inflamatório. Acredita-se que, quando a inflamação está presente no tecido, a TLBI atua inibindo esse processo, reduzindo principalmente mediadores derivados da ativação das ciclo-oxigenases 1 e 2 (COX1 e COX2), como prostaglandina E2. Por outro lado, quando há ausência de inflamação, a TLBI promove um efeito pró-inflamatório, caracterizado pelo estímulo à secreção de citocinas pró-inflamatórias e mediadores químicos como histamina, bem como por vasodilatação e aumento da permeabilidade vascular. Como para o reparo tecidual a inflamação é essencial, desde que mantida sob condições esperadas, tanto o efeito pró ou anti-inflamatório são desejados. Assim, a identificação do estado inflamatório em lesões que necessitam de reparo tecidual é crucial para a escolha da dosimetria a ser empregada. Os protocolos padrões, nesses casos, nem sempre são eficazes, uma vez que a interação da luz com os tecidos é influenciada por inúmeros fatores, conforme foi discutido anteriormente. Nesses casos, a individualização da dosimetria é frequentemente necessária e, muitas vezes, empírica, baseada em resultados clínicos imediatos. Por exemplo, em sítios com muito edema intersticial, a absorção da luz nos espectros vermelho e infravermelho é muito acentuada, uma vez que o principal fotoaceptor desse espectro é a água. O efeito da TLBI, nesse caso, pode ser muito acentuado e indesejável, promovendo aumento do edema e dos sinais inflamatórios. Uma individualização do protocolo envolvendo redução da dose e/ou seu fracionamento, por exemplo, podem ser mais benéficos. Já em locais em que não há edema prévio, a TLBI promove redução da frequência de edema após cirurgias orais e maxilofaciais, e os protocolos padrões para muitos casos têm efeito satisfatório em função da modulação adequada do processo inflamatório.

b) **Fase proliferativa:** essa fase envolve a produção de elementos teciduais para substituir aqueles perdidos ou destruídos pelo agente agressor. Há muitas evidências de que a TLBI, principalmente em 630 a 660 nm, promove proliferação e maior longevidade de fibroblastos, que exibem maior secreção de colágeno. A TLBI também induz a proliferação de células endoteliais, contribuindo para a angiogênese. Com isso, a formação do tecido de granulação é acelerada, estimulando a transição de um estado inflamatório para um estado de reconstrução tecidual. A TLBI promove, ainda, proliferação de queratinócitos, principalmente quando utilizada em 660 nm, favorecendo a reepitelização. No tecido ósseo, a TLBI estimula a diferenciação de osteoblastos com vários comprimentos de onda no intervalo entre 600 e 1.000 nm, sendo muito benéfica para o tecido ósseo, por promover angiogênese e deposição de matriz óssea. A TLBI também estimula a proliferação, diferenciação, migração e longevidade de células-tronco, tanto mesenquimais quanto epiteliais. Os comprimentos de onda utilizados têm sido entre 600 e 700 nm.

c) **Fase de remodelamento:** é a fase mais longa do reparo, na qual são retirados os excessos dos elementos teciduais repostos e é feita a redistribuição desses elementos, restituindo a microanatomia local. Essa fase é crucial para a aquisição de resistência mecânica no local da injúria. Em pele e mucosas, o remodelamento depende, entre outros elementos, fundamentalmente da atividade equilibrada dos miofibroblastos, e o excesso dessas células e de outras, como mastócitos, nessa fase do reparo, pode induzir à formação de cicatrizes hipertróficas. Na pele, a TLBI reduz a frequência de miofibroblastos em cicatrizes hipertróficas e em locais de fibrose, promovendo um remodelamento colagênico mais adequado. Na mucosa oral, por outro lado, a TLBI pode promover o aumento da quantidade de miofibroblastos, e isso tem significado melhor remodelamento de feridas cirúrgicas. No tecido ósseo, o remodelamento depende de osteoclastos. Não há evidências claras do efeito da TLBI sobre essas células. Alguns parâmetros têm gerado inibição da diferenciação dessas células, o que é promissor nos casos em que os osteoclastos estão gerando distúrbios ósseos, como na osteoporose, por exemplo. Outros protocolos têm provocado aumento da atividade osteoclástica e favorecido o remodelamento ósseo. Estudos têm sido conduzidos no sentido de entender melhor essa dinâmica do tecido ósseo e o papel da TLBI nas diversas situações envolvendo o complexo musculoesquelético.

Os pacientes oncológicos frequentemente exibem lesões na mucosa oral cujo reparo é difícil. A TLBI tem contribuído substancialmente para acelerar o reparo dessas lesões, como é o caso da mucosite oral. O Quadro 6.1 mostra algumas dessas aplicações.

**Quadro 6.1**

**Exemplos de situações de lesões na cavidade oral de pacientes oncológicos em que a terapia com luz de baixa intensidade pode ser utilizada.**

| Situação clínica | Efeitos esperados | Comprimentos de onda utilizados(*) |
|---|---|---|
| Mucosite oral | Analgesia e reparo tecidual | LEDs ou *lasers* 660 nm ou 780 nm |
| Lesões por trauma mecânico | Analgesia e reparo tecidual | LEDs ou *lasers* 660 nm ou 780 nm |
| Xerostomia | Redução da sintomatologia, aumento do fluxo salivar | *Lasers* 808 nm |
| Síndrome da ardência bucal | Redução da sintomatologia, aumento do fluxo salivar | *Lasers* 815 nm |
| Doença do enxerto contra o hospedeiro | Redução da sintomatologia | LEDs ou *lasers* 660 nm |
| Líquen plano | Redução da sintomatologia | *Lasers* 630 a 980 nm |
| Necroses ósseas | Reparo tecidual | *Lasers* 650 a 1064 nm |
| Parestesia/paralisia facial | Restituição neurossensorial | *Lasers*, 808 a 820 nm |
| Trismo | Restituição motora, redução da fibrose | LEDs ou *lasers* 750 a 830 nm na região da ATM e 630 a 680 nm em região intraoral |
| Herpes simples labial e estomatite herpética | Redução da sintomatologia, abreviação do ciclo viral | *Lasers* 660 nm |

(*) É necessário estabelecer a dosimetria completa, principalmente no tocante à dose de energia entregue ao alvo, ao regime de fracionamento e ao número de aplicações. Em muitos casos, deve-se distinguir protocolos de prevenção dos de tratamento; além disso, frequentemente eles são individualizados para cada caso. A consulta à literatura especializada, com pleno conhecimento dos princípios físico-químicos da fotobiomodulação, é fundamental para a escolha do protocolo adequado. A eficácia de determinada técnica e do protocolo instituído pode variar e muitas vezes necessita ser confirmada.

Fonte: Elaborado pela autoria.

## Analgesia

A analgesia é um dos efeitos mais importantes da fotobiomodulação nos pacientes oncológicos, uma vez que o alívio da sintomatologia na cavidade oral frequentemente acarreta melhoria das condições de ingestão alimentar e de fala, com consequente melhoria da qualidade de vida. A dor pode se nociceptiva, quando derivada de estímulo inflamatório ocasionado por injúria tecidual, ou neuropática, derivada de lesão ou injúria direta no sistema neurossensorial. Esse último tipo de dor é causado por agentes infecciosos (por exemplo, nevralgia pós-herpética), amputação ou compressão do nervo periférico, alterações metabólicas (p. ex.: neuropatia diabética) ou pode ser idiopática. A TLBI é eficaz em

reduzir ambos os tipos de dor. Em geral, nos pacientes oncológicos é mais comum se observar a dor nociceptiva na cavidade oral, em função da inflamação que pode se instalar secundariamente à toxicidade do tratamento antineoplásico.

A analgesia é induzida pelos comprimentos de onda nos espectros vermelho e infravermelho, com mais eficácia e maior duração do efeito analgésico no espectro infravermelho. A TLBI reduz a dor atuando em vários mecanismos, tais como: a) efeito anti-inflamatório, com redução de mediadores químicos relacionados ao estímulo doloroso, como prostaglandina E2 e bradicinina; b) alteração da excitação e da condução nos nervos periféricos, com inibição de fibras aferentes e fibras nervosas C e delta A, o que reduz a velocidade de condução nervosa. Essas fibras nervosas possuem terminações superficiais que atingem a camada epitelial da mucosa oral, sendo atingidas pelo feixe de luz; c) redução de neurotransmissores, principalmente da substância P; d) indução da produção de betaendorfinas e ativação de receptores opioides, o que prolonga o efeito analgésico; e) aumento da produção de óxido nítrico, que induz vasodilatação e aumento do fluxo sanguíneo, contribuindo com maior oxigenação do local. A irradiação luminosa com intensidade suficiente é capaz de inibir o potencial de ação das terminações nervosas, com bloqueio nervoso de até 30% com 10 a 20 minutos de irradiação e posterior reversão em um intervalo de 24 horas.

Tanto o reparo tecidual quanto a analgesia dependem da adoção de um protocolo adequado de dosimetria, que frequentemente deve ser individualizado para cada situação, conforme foi discutido anteriormente. A seguir, são descritos os princípios gerais da dosimetria aplicada à TLBI.

## Dosimetria

A dosimetria é um conjunto de parâmetros associados à física da radiação, fornecendo uma medida da dose absorvida ou fornecida à região irradiada. É fundamental avaliar a dosimetria, pois ela determina o resultado clínico.

Além do comprimento de onda, que determina o potencial de penetração da luz nos tecidos e o tipo de fotoaceptor que a absorverá, os efeitos fotobiomodulatórios dependem da potência do feixe luminoso (medida em Watts – W) e da quantidade de energia que está sendo produzida por esse feixe (medido em Joules – J). Esta última, por sua vez, está atrelada ao tempo de irradiação (medida em segundos – s) e à potência do aparelho. É fundamental também analisar a distribuição desses dois valores na área irradiada (medida em $cm^2$) ou em função da área do *spot* (também medida em $cm^2$). Costuma-se utilizar a área irradiada quando esta é menor do que a do *spot*, situações quase nunca vivenciadas na prática clínica. Para áreas maiores que o tamanho do *spot*, a área a ser irradiada deve ser dividida pela área do *spot*, obtendo-se a quantidade de pontos a ser irradiada.

Determinam-se duas medidas importantes para avaliar a dose empregada: a densidade de potência (medida em $W/cm^2$) e a densidade de energia (medida em $J/cm^2$). Em geral, essas medidas são calculadas por ponto, devendo-se sempre definir o número de pontos no protocolo de irradiação. As fórmulas para se calcular esses parâmetros encontram-se no Quadro 6.2.

**Quadro 6.2**
**Parâmetros utilizados na dosimetria em terapia com luz de baixa intensidade.**

| Parâmetro | Unidade de medida | Cálculo |
|---|---|---|
| Comprimento de onda ($\lambda$) | Nm | Fornecido pelo fabricante do aparelho |
| Potência (P) | W | Fornecido pelo fabricante do aparelho |
| Energia (E) | J | $E = P \times T$<br>onde E = energia, P = potência e T = tempo de irradiação |
| Área do *spot* (A) | $cm^2$ | Fornecido pelo fabricante do aparelho |
| Tempo de irradiação | S | Calculada automaticamente pelo aparelho ou manualmente pelo operador; em geral, para cada ponto a ser irradiado, calcula-se o tempo de irradiação |

(Continua)

(Continuação)

**Quadro 6.2**
**Parâmetros utilizados na dosimetria em terapia com luz de baixa intensidade.**

| Parâmetro | Unidade de medida | Cálculo |
|---|---|---|
| Intensidade (I), densidade de potência ou irradiância | W/cm² | $$I = \frac{P}{A}$$ onde I = intensidade, P = potência fornecida pelo fabricante do aparelho e A = área do *spot* do aparelho, fornecida pelo fabricante |
| Dose (D) ou fluência | J/cm² | $$D = \frac{T \times P}{A}$$ onde D = dose, T = tempo de irradiação, P = potência e A = área do *spot* ou área irradiada |

A fotobioestimulação ocorre com fluência entre 0,001 e 10 J/cm², e com irradiâncias variáveis. Por exemplo, irradiâncias entre 5 e 50 mW promovem estimulação e reparo, ao passo que irradiâncias muito maiores induzem analgesia e outros efeitos inibitórios. O ângulo de incidência da luz também influencia na dose, devendo ser o mais próximo de 90°, para evitar a reflexão da luz e a atenuação da energia no ponto de interesse.

## Efeito dose-resposta

É sabido que a TLBI segue o chamado "efeito dose-resposta", ou seja, a resposta depende da dose aplicada, e essa resposta pode ser bifásica. Os modelos vigentes descrevem que na TLBI há uma tendência de ocorrer uma resposta de estimulação quando a densidade de potência for baixa, e resposta de inibição quando a densidade de potência for muito alta. Densidades de potência muito baixas ou tempos muito curtos de aplicação não surtem efeito nos tecidos. O benefício máximo será obtido quando se consegue a perfeita proporção entre a densidade de potência e o tempo de irradiação. Assim, a tendência atual é variar os protocolos, principalmente quanto ao tempo de irradiação e a densidade de potência, bem como o regime de fracionamento. Parece ser preferível para o reparo tecidual, por exemplo, a distribuição da densidade de energia total em várias sessões, com densidades de potência menores e maior tempo de irradiação.

Além da dosimetria, o tipo de equipamento emissor de luz interfere no planejamento dos protocolos de irradiação. A seguir, são descritas as características dos *lasers* e dos LEDs, enfatizando suas diferenças.

### ■ Características dos *lasers* e dos LEDs

Os *lasers* e LEDs promovem fotobiomodulação, e o método de cálculo da dosimetria é muito semelhante entre eles. Contudo, é sabido que os efeitos biológicos dos *lasers* e dos LEDs podem ser diferentes, mesmo quando os mesmos parâmetros dosimétricos são empregados. Isso porque as propriedades físicas dos feixes de luz são diferentes entre eles, conforme descrito a seguir.

### Características dos *lasers*

Para uma luz ser considerada *laser*, três propriedades físicas são necessárias nesse feixe luminoso:

a) **Monocromaticidade:** os fótons que compõem o feixe de luz têm o mesmo comprimento de onda. É diferente da luz incandescente, na qual coexistem no feixe luminoso inúmeros comprimentos de onda.

b) **Colimação:** todos os fótons do feixe propagam na mesma direção, com um mínimo de dispersão.

c) **Coerência:** as ondas do feixe de luz possuem a mesma frequência e direção, mantendo uma relação de fase constante entre si.

Equipamentos específicos são necessários para se obter esse tipo de luz, os quais são compostos basicamente por um meio ativo ou amplificador, uma fonte de bombeamento e um ressonador. O meio ativo pode ser gasoso, sólido ou líquido, composto por moléculas que, quando excitadas, transferem elétrons. Essa transferência de elétrons gera o fóton ou a energia luminosa. O comprimento de onda também depende do meio ativo. É pelo meio ativo que se distingue o tipo de *laser*, conforme descrito no Quadro 6.3. Em geral, para fotobiomodulação, são utilizados *lasers* de diodo. A fonte de bombeamento é a que excita os elétrons do meio ativo, levando à formação dos fótons, e, por fim, o ressonador é um conjunto de espelhos que reflete os fótons, fazendo com que eles retornem ao meio ativo, amplificando o sinal de excitação inicial e aumentando a emissão estimulada.

O feixe luminoso pode ainda ser pulsado ou contínuo. Em geral, na TLBI utilizam-se *lasers* de feixes contínuos.

---

**Quadro 6.3**
**Tipos de meios ativos que compõem os equipamentos de *laser* mais utilizados na odontologia.**

| Meio ativo | Comprimento de onda (nm) |
| --- | --- |
| **Sólido** | |
| Diodo (semicondutor) | 755, 810, 1064 |
| AlGaInP | 670 |
| AlGaAs | 830 |
| **Gasoso** | |
| HeNe | 632,8 |
| Argônio | 457-528 |

## Características dos LEDs

Diferentemente da luz *laser*, cujos fótons são obtidos a partir da excitação força-da dos elétrons, os LEDs emitem fótons espontaneamente, sem a necessidade de uma fonte de bombeamento. Outra diferença é que os LEDs não possuem feixes coerentes de luz. Ainda não se sabe se esse fato constitui uma desvantagem, porém há especialistas que dizem que a luz *laser* perde coerência na interação com os tecidos biológicos, e, portanto, essa propriedade não seria tão crucial para a fotobiomodulação. Contudo, esse aspecto precisa ser mais bem avaliado.

Uma vantagem dos LEDs é gerar um campo iluminado com área maior do que a dos *lasers*, fato que amplia a sua indicação para algumas situações clínicas que demandam grandes áreas de irradiação, como ocorre na fisioterapia e dermatologia, por exemplo. Outra vantagem é o custo menor em relação aos equipamentos de luz *laser*. Os efeitos fotobiomoduladores parecem ter eficácia similar a dos *lasers*, principalmente no tocante ao estímulo do reparo tecidual e à analgesia.

## ≡ Terapia fotodinâmica

A terapia fotodinâmica (PDT, do inglês *Photodynamic Therapy*) consiste na administração de um fotossensibilizador e de luz, os quais são absorvidos pela célula, ocorrendo uma cascata de reações envolvendo o oxigênio, provocando intenso estresse oxidativo no interior das células e induzindo-as à morte. A Figura 6.1 ilustra o mecanismo da PDT por intermédio de um esquema teórico denominado diagrama de Jablonski. Os fotossensibilizadores (FS) absorvem a luz e passam do estado fundamental (S0) para um estado excitado (S2), com posterior decaimento para um estado excitado de menor energia (S1). Caso não haja reações com outras moléculas, esses elétrons decaem, liberando a energia luminosa por intermédio de fosforescência. Se houver reações, estas podem ser de dois tipos: na reação do tipo I, os elétrons excitados reagem com macromoléculas intracelulares, produzindo EROs ($O_2^-$, $H_2O_2$, $OH^-$);

**Figura 6.1**
**Diagrama de Jablonski ilustrando o mecanismo físico-químico da PDT.**

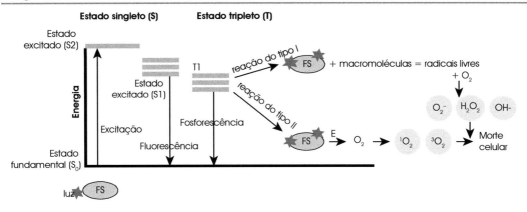

Fonte: Elaborada pela autoria.

na reação do tipo II, os elétrons excitados reagem com o oxigênio molecular, e este assume um estado singleto ($O_2^{-1}$) ou tripleto ($O_2^{-3}$). Tanto as EROs quanto o oxigênio singleto e tripleto, apesar de meia-vida curta, são altamente reativos com as estruturas celulares, principalmente com o sistema de membranas, alterando as organelas, em especial as mitocôndrias. As membranas mitocondriais ficam altamente permeáveis, o que aciona a cascata de caspases, induzindo a célula à morte por apoptose. Ao mesmo tempo, ocorre redução da atividade mitocondrial e da síntese proteica, induzindo a célula à morte por autofagia.

A PDT pode ser utilizada para erradicar micro-organismos ou para erradicar células neoplásicas, sendo denominada PDT antimicrobiana e PDT oncológica, respectivamente. Na prática clínica, comumente utiliza-se a PDT antimicrobiana. A PDT oncológica tem sido testada para o tratamento do câncer bucal, contudo isso é feito pelo oncologista e geralmente em nível hospitalar. Alguns profissionais dentistas têm utilizado a PDT também como tratamento de lesões orais com potencial de malignização (leucoplasias que exibem graus avançados de displasia), com técnica realizada em nível ambulatorial; porém essas indicações e seus protocolos ainda não são um consenso.

Neste capítulo, serão abordadas a PDT antimicrobiana e suas aplicações para lesões orais no paciente oncológico.

- **Terapia fotodinâmica antimicrobiana**

A terapia fotodinâmica envolve a utilização de fotossensibilizadores, que, em geral, são corantes. O corante é aplicado na área de interesse, passa por um tempo de incubação, necessário para sua penetração nos tecidos, e, em seguida, é feita a iluminação do local com *laser* ou LED. Os tipos de corante, o tempo de incubação, o tipo de iluminação e sua dosimetria ainda estão sendo estudados e validados, muitas vezes de maneira empírica, para cada caso, não havendo consenso na maioria das situações. Uma regra fundamental é que o tipo de corante determina o comprimento de onda da luz a ser administrada. Os equipamentos devem ter potência para aplicações entre 30 e 100 mW, e comprimento de onda entre 630 e 904 nm. A Tabela 6.1 lista os principais fotossensibilizadores utilizados para a PDT antimicrobiana na Odontologia e seus respectivos comprimentos de onda.

**Tabela 6.1**
**Principais fotossensibilizadores e seu comprimento de onda luminoso, indicados para PDT antimicrobiana.**

| Família | Tipo de corante | Comprimento de onda (nm) |
|---|---|---|
| Fenotiazínicos | Azul de metileno | 550 a 700 |
| | Azul de toluidina | 596 a 630 |
| | PP904 | 630 |
| Benzo fenotiazínicos | EtNBS | 670 |
| Xantenos | Rose Bengal | 450 a 600 |
| | Eritrosina | 500 a 550 |
| Curcuminoides | Curcumin | 300 a 500 |
| Ftalocianinas | Cloro-alumínio ftalocianina | 660 |
| Clorinas | Clorina e6 | 650 a 680 |

Fonte: Elaborada pela autoria.

Os corantes mais utilizados na odontologia são o azul de metileno e azul de toluidina, principalmente porque são baratos, e os equipamentos de *laser* no mercado nacional em geral abrangem o comprimento de onda desses corantes. São utilizados em concentrações diversas, dependendo da localização e profundidade da região a ser tratada. Ambos são quimicamente semelhantes e são eficazes para erradicar ampla gama de bactérias gram-positivas e gram-negativas da cavidade oral, apesar de penetrarem mais facilmente em bactérias gram-negativas. O azul de toluidina é um corante acidofílico metacromático que pode reagir com ácidos nucleicos, podendo interagir com tecidos ricos em DNA e RNA. O azul de metileno, em relação ao azul de toluidina, consegue penetrar com mais facilidade nas bactérias gram-negativas, por ser uma molécula menor. Além disso, também tem mostrado eficácia contra vírus *influenza*, *Candida albicans* e *H. pylori*.

A PDT antimicrobiana, em geral, é utilizada como adjuvante a outro tratamento antimicrobiano, seja mecânico (raspagem e alisamento radicular, manipulação endodôntica e escovação dentária), seja químico (uso de bochechos antimicrobianos e antibióticos). Além de provocar a morte dos micro-organis-mos, a PDT neutraliza as toxinas microbianas, principalmente os lipopolissacarídeos (LPS), o que minimiza a resposta imune, e, consequentemente, a inflamação. Ainda não há evidência científica suficiente de que a PDT antimicrobiana é eficaz para o controle e a remissão das infecções na cavidade bucal, mas sua utilização como adjuvante na terapia de manutenção de periodontites crônicas e infecções endodônticas está sendo cada vez mais recomendada. Nas periodontites crônicas, a PDT é eficaz contra *Porphyromonas gingivalis*, *Aggregatibacter actinomycetemcomitans*, *Capnocytophaga gingivalis*, *Fusobacterium nucleatum*, *Prevotella intermedia* e *Streptococcus sanguis*. Nas infecções endodônticas, atua principalmente sobre *Actinomyces israelli*, *F. nucleatum*, *P. gingivalis* e *P. intermedia*. Além desses micro-organismos, a PDT tem ação específica contra *E. faecalis*, *Candida albicans*, micro-organismos cariogênicos e herpes-vírus.

Alguns exemplos de aplicações da PDT antimicrobiana nos pacientes oncológicos são descritos a seguir.

## Herpes simples labial

A TLBI pode ser utilizada para o herpes labial, conforme foi descrito anteriormente, no início da fase prodrômica, acelerando o aparecimento das vesículas; já na fase de vesícula, a PDT está indicada. Para tanto, é necessário romper todas as vesículas antes da aplicação do corante, expondo as partículas virais.

## Infecção fúngica

As formas mais comuns são a candidíase eritematosa e pseudomembranosa, que podem ou não estar associadas ao uso de prótese dentária. No caso do uso de prótese, devem ser sempre reforçadas a sua higienização e a aplicação tópica de medicamento antifúngico, além dos cuidados orais. A PDT está indicada para a erradicação dessa infecção. Como as lesões são extensas, em geral há opção pelo uso de LED ao invés do *laser*, que promove maior área de iluminação. Os corantes utilizados são variados, com testes sendo feitos com ftalocianinas, azul de metileno, azul de toluidina e eritrosina. A eficácia e a efetividade da PDT para as candidíases orais ainda precisam ser confirmadas, pois alguns estudos não evidenciam benefícios em relação aos antifúngicos convencionais.

## Osteonecrose associada a medicamentos

O uso da PDT antimicrobiana na osteonecrose associada a medicamentos ainda é pouco difundido. Os relatos, contudo, são promissores no sentido de mostrarem eficácia da técnica para a reepitelização e reparo ósseo, quando a PDT é utilizada em conjunto com outras medidas terapêuticas. Geralmente é utilizado o azul de toluidina ou o azul de metileno, com *laser* de diodo com potência entre 40 e 100 mW. O objetivo da técnica é erradicar a contaminação secundária, comumente vista nessas lesões. Em algumas situações, a PDT é associada à TLBI, obtendo-se melhores resultados em termos de reparo tecidual.

## Doença periodontal crônica

A eficácia da PDT como terapia adjuvante na doença periodontal crônica pode ser importante especialmente nos pacientes oncológicos, nos quais intervenções mais invasivas são contraindicadas durante o tratamento antineoplásico. Assim, a PDT pode ser uma alternativa quando o paciente está com foco agudo ativo na região do periodonto, cujas manobras de raspagem e alisamento radicular, bem como cirúrgicas, estão contraindicadas. Vale lembrar que a PDT nesses casos é uma terapia de manutenção ou temporária, até que seja possível uma intervenção mais definitiva.

## ☰ Referências

1. Ackroyd R, Kelty C, Brown N, Reed M. The history of photodetection and photodynamic therapy. Photochem Photobiol. 2001 Nov;74(5):65 69. Review.

2. De Paula Eduardo C, Aranha AC, Simões A, Bello-Silva MS, Ramalho KM, Esteves-Oliveira M et al. Laser treatment of recurrent herpes labialis: a literature review. Lasers Med Sci. 2014 Jul;29(4):1517-29.

3. De Paula Eduardo F, Bezinelli LM, Da Graça Lopes RM, Nascimento Sobrinho JJ, Hamerschlak N, Correa L. Efficacy of cryotherapy associated with laser therapy for decreasing severity of melphalan-induced oral mucositis during hematological stem-cell transplantation: a prospective clinical study. Hematol Oncol. 2015 Sep;33(3):152-8.

4. De Freitas LF, Hamblin MR. Proposed Mechanisms of Photobiomodulation or Low-Level Light Therapy. IEEE J Sel Top Quantum Electron. 2016 May-Jun;22(3). pii: 7000417.

5. Dougherty TJ, Gomer CJ, Henderson BW, Jori G, Kessel D, Korbelik M et al. Photodynamic therapy. J Natl Cancer Inst. 1998 Jun 17;90(12):889-905. Review.

6. Eduardo FP, Bezinelli LM, Carvalho DL, Lopes RM, Fernandes JF, Brumatti M et al. Oral mucositis in pediatric patients undergoing hematopoietic stem cell transplantation: clinical outcomes in a context of specialized oral care using low-level laser therapy. Pediatr Transplant. 2015 May;19(3):316-25.

7. Huang YY, Sharma SK, Carroll J, Hamblin MR. Biphasic dose response in low level light therapy: an update. Dose Response. 2011;9(4):602-18.

8. Karu T. Photobiology of low-power laser effects. Health Phys. 1989 May;56(5):691-704. Review.

9. Karu T. Primary and secondary mechanisms of action of visible to near-IR radiation on cells. J Photochem Photobiol B. 1999 Mar;49(1):1-17. Review.

10. Karu TI, Tiflova OA. Effect of low-intensity monochromatic visible light on the growth of Escherichia coli cultures. Mikrobiologiia. 1987 Jul-Aug;56(4):626-30.

11. Karu TI. Molecular mechanism of the therapeutic effect of low intensity laser irradiation. Dokl Akad Nauk SSSR. 1986;291(5):1245-9.

12. Mester AF, Snow JB Jr, Shaman P. Photochemical effects of laser irradiation on neuritic outgrowth of olfactory neuroepithelial explants. Otolaryngol Head Neck Surg. 1991 Sep;105(3):449-56.

13. Mima EG, Pavarina AC, Silva MM, Ribeiro DG, Vergani CE, Kurachi C, et al. Denture stomatitis treated with photodynamic therapy: five cases. Oral Surg Oral Med Oral Pathol Oral Radiol Endod. 2011 Nov;112(5):602-8.

14. Novaes AB Jr, Schwartz-Filho HO, de Oliveira RR, Feres M, Sato S, Figueiredo LC. Antimicrobial photodynamic therapy in the non- surgical treatment of aggressive periodontitis: microbiological profile. Lasers Med Sci. 2012 Mar; 27(2):389-95.

15. Prindeze NJ, Moffatt LT, Shupp JW. Mechanisms of action for light therapy: a review of molecular interactions. Exp Biol Med (Maywood). 2012 Nov;237(11):1241-8.

16. Ramalho KM, Rocha RG, Correa-Aranha AC, Cunha SR, Simões A, Campos L, et al. Treatment of herpes simplex labialis in macule and vesicle phases with photodynamic therapy. Report of two cases. Photodiagnosis Photodyn Ther. 2015 Jun;12(2):321-3.

17. Trindade AC, De Figueiredo JA, Steier L, Weber JB. Photodynamic therapy in endodontics: a literature review. Photomed Laser Surg. 2015 Mar;33(3):175-82.

18. Zecha JA, Raber-Durlacher JE, Nair RG, Epstein JB, Elad S, Hamblin MR et al. Low-level laser therapy/photo biomodulation in the management of side effects of chemoradiation therapy in head and neck cancer: part 2: proposed applications and treatment protocols. Support Care Cancer. 2016 Jun;24(6):2793-805.

19. Zecha JA, Raber-Durlacher JE, Nair RG, Epstein JB, Sonis ST, Elad S et al. Low-level laser therapy/photo biomodulation in the management of side effects of chemoradiation therapy in head and neck cancer: part 1: mechanisms of action, dosimetric, and safety considerations. Support Care Cancer. 2016 Jun;24(6):2781-92.

# Capítulo 7

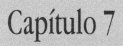

Fernanda de Paula Eduardo

# Mucosite oral e estomatite derivadas de medicamentos

A mucosite oral consiste em processo inflamatório que frequentemente exibe ulceração, presente na mucosa bucal devido à ação citotóxica dos agentes quimioterápicos e da radiação ionizante. Esse processo pode também atingir o trato esofágico e gastrointestinal, quando então é denominado "mucosite esofágica" e "mucosite gastrointestinal". O termo "estomatite" é mais utilizado para indicar inflamações em geral na cavidade bucal, mas é aconselhável não utilizar esse termo em substituição à "mucosite oral" quando as causas da inflamação são os agentes quimioterápicos e a radiação na região de cabeça e pescoço. Uma exceção é para o termo "estomatite", utilizado para inflamações/ulcerações derivadas de terapia-alvo, como as drogas inibidoras de mTOR. Nesse caso, as lesões são denominadas "estomatite associada a inibidores de mTOR".

## ≡ Aspectos básicos da mucosa oral normal e da inflamação

A mucosa oral é formada por um epitélio de várias camadas, que interage diretamente com um tecido conjuntivo subjacente, denominado lâmina própria. Abaixo dele, localiza-se a submucosa, na qual se encontram músculo, tecido adiposo e glândulas salivares, estruturas que variam dependendo da região da cavidade oral. A camada epitelial mais superficial é queratinizada, cuja espessura pode ser fina (por exemplo, no assoalho bucal), ou então bem grossa (como observado no palato duro).

A integridade do tecido epitelial depende do tecido conjuntivo adjacente, no qual se encontram inúmeros fibroblastos, vasos sanguíneos e terminações nervosas. Os fibroblastos secretam citocinas e fatores de crescimento que auxiliam a diferenciação das células epiteliais; estas, por sua vez, secretam também citocinas e fatores de crescimento que estimulam os fibroblastos a diferenciar e migrar. Assim, enquanto o tecido conjuntivo mantém a continuidade do epitélio, este contribui para a renovação constante do tecido conjuntivo. A ruptura desse equilíbrio geralmente resulta em lesão na mucosa, que pode ser traduzida, em termos gerais, por atrofia do epitélio e posterior ulceração, ou então por aumento da quantidade de células nos tecidos conjuntivo e epitelial, formando na região as lesões ditas hiperplásicas.

Os vasos sanguíneos localizados no tecido conjuntivo compõem uma ampla rede de arteríolas, vênulas e capilares altamente plásticos e com capacidade regenerativa. O estímulo à proliferação vascular, em geral, parte dos fibroblastos, mas as células epiteliais também contribuem para a angiogênese. Próximo aos vasos sanguíneos, localizam-se células-tronco, que contribuem para a manutenção das populações celulares do tecido conjuntivo.

Nos tecidos conjuntivo e epitelial, habitam células de defesa prontas para entrar em ação assim que entrarem em contato com um antígeno. No tecido epitelial existem células que apresentam antígenos (denominadas células de Langerhans), a maioria de origem microbiana, localizados no biofilme que reveste a mucosa oral. O biofilme localizado na superfície da mucosa, em conjunto com a camada de queratina e elementos da saliva, origina uma película denominada "película mucosa". Os micro-organismos da película mucosa são responsáveis por manter a integridade epitelial, acionando constantemente as células de Langerhans. Estas, ao entrarem em contato com um antígeno microbiano, secretam citocinas que estimulam a proliferação de células epiteliais basais, e, caso haja destruição de camadas epiteliais, as células basais já estão prontas para proliferar e substituir as danificadas. Pode-se dizer, dessa forma, que o biofilme que reveste a mucosa oral é essencial para a integridade epitelial.

Ao se apropriarem dos antígenos, as células de Langerhans podem acionar as demais células de defesa localizadas no tecido conjuntivo, principalmente macrófagos, que também secretam citocinas. Caso se perpetue a sinalização das células de Langerhans, os macrófagos intensificam a secreção de mais citocinas e fatores de crescimento, iniciando então um processo inflamatório, protagonizado, nessa fase, por neutrófilos. Nesse momento, células epiteliais, fibroblastos, células da parede vascular, estruturas do nervo periférico e as próprias células inflamatórias estão produzindo citocinas, fatores de crescimento e mediadores químicos da inflamação. A própria terminação nervosa secreta neuropeptídeos que contribuem para a perpetuação do estado inflamatório.

O quadro acima descrito demonstra que, para se entender a mucosite oral e a es-

tomatite derivada de medicamentos, é fundamental não só considerar as células inflamatórias, mas também o epitélio, incluindo as células de Langerhans, as células do tecido conjuntivo e as terminações nervosas localizadas na mucosa oral. Também é fundamental observar o biofilme presente na superfície da mucosa, entendendo seu papel na patogênese dessas lesões.

## ≡ Mucosite oral

No início do processo de mucosite, a mucosa oral exibe clinicamente eritema e certa atrofia. Sensibilidade dolorosa e desconforto podem estar presentes nessa fase. Em seguida ao eritema, a lesão pode evoluir para necrose epitelial, em que há fragilidade da mucosa e formação de pseudomembrana. As ulcerações podem facilmente ocorrer e gerar intensa dor, que impede a mastigação e compromete intensivamente a qualidade de vida do paciente. À medida que a lesão avança de eritema para pseudomembrana, e desta para ulceração, diz-se que há aumento da severidade das lesões.

A mucosite oral tem alta frequência. Estima-se que cerca de 60 a 85% dos pacientes sob transplante de células hematopoiéticas, 20 a 40% dos pacientes sob quimioterapia convencional e cerca de 100% dos pacientes sob radioterapia manifestarão algum grau de mucosite no decorrer do tratamento e após seu término.

### ▪ Classificação clínica

A severidade da mucosite oral pode ser classificada clinicamente a partir de vários sistemas de gradação. O Quadro 7.1 mostra os critérios de classificação mais aplicados atualmente.

A classificação da Organização Mundial da Saúde é a mais utilizada, pela facilidade de memorização e de aplicação clínica. A Classificação do National Cancer Institute (NCI-CTCAE) também é bastante empregada em estudos clínicos amplos, principal-

## Quadro 7.1
**Principais sistemas de gradação da mucosite oral.**

| Classificação da OMS – Organização Mundial de Saúde | |
|---|---|
| Grau 0 | Ausência de lesões |
| Grau 1 | Eritema e desconforto, com ou sem sintomatologia dolorosa |
| Grau 2 | Presença de úlceras, sendo possível ingerir alimentos sólidos |
| Grau 3 | Presença de úlceras, sendo possível somente ingerir alimentos líquidos |
| Grau 4 | Presença de úlceras, não sendo possível ingerir alimentos nem líquidos |
| **Classificação do NCI-CTCAE (National Cancer Institute Common Terminology Criteria for Adverse Events) – versão 4.03** | |
| Grau 1 | Assintomático ou sintomas leves; intervenção não é indicada |
| Grau 2 | Dor moderada, não interferindo na ingestão alimentar; modificação da dieta é recomendada |
| Grau 3 | Dor intensa, interferindo na ingestão alimentar |
| Grau 4 | Consequências podem acarretar risco à vida; intervenção urgente é indicada |
| Grau 5 | Morte |

**Escala OMAS de Avaliação de Mucosite Oral (Oral Mucositis Assessment Scale)**

Cada local é graduado individualmente tanto para ulceração quanto para eritema, utilizando as escalas abaixo. Anota-se também se há dificuldade para deglutir e para ingerir alimentos sólidos

| Localização | Ulceração | Eritema |
|---|---|---|
| Mucosa labial superior e inferior<br>Mucosa jugal direita e esquerda<br>Língua (dorso e ventre, bordas laterais)<br>Assoalho bucal<br>Palato duro e mole | 0 – ausente<br>1 – < 1 cm²<br>2 – 1 a 3 cm²<br>3 – > 3 cm² | 0 – ausente<br>1 – discreto<br>2 – intenso |

**Índice de Mucosite Oral (Oral Mucositis Index – OMI)**

Avaliação de 34 itens, desenvolvida para pacientes sob transplante de células-tronco hematopoiéticas. Cada local é avaliado quanto a cada sinal com a respectiva gradação

| Localização | Sinais | Gradação |
|---|---|---|
| Mucosa labial superior e inferior<br>Mucosa jugal direita e esquerda<br>Língua (dorso e ventre, bordas laterais)<br>Palato duro e mole<br>Assoalho bucal<br>Gengiva inserida | Atrofia<br>Eritema<br>Hiperqueratose<br>Aspecto liquenoide<br>Edema | 0 – ausente<br>1 – discreto<br>2 – moderado<br>3 – intenso |
| | Pseudomembrana<br>Ulceração | 0 – ausente<br>1 – ≤ 1 cm²<br>2 – > 1 cm² e ≤ 2 cm²<br>3 – > 2 cm² |

Fonte: Adaptado de Scully et al. (2003).

mente porque abrange tanto as lesões de mucosite como outras derivadas do tratamento antineoplásico, fornecendo uma ideia de toxicidade sistêmica mais orgânica. Ambas as classificações consideram a presença ou não de ulceração e o impacto dessas lesões na ingestão alimentar. A Escala de Avaliação de Mucosite Oral (OMAS) é mais complexa, pois leva em conta a localização das lesões, a área das ulcerações e a intensidade do eritema. O Índice de Mucosite Oral (OMI) abrange inúmeros itens e considera as diferentes fases da mucosite oral para se estabelecer um critério de severidade, tais como os graus de eritema, atrofia, pseudomembrana e hiperqueratose. Pela complexidade, essas duas últimas classificações são mais utilizadas também em pesquisas clínicas, em que é necessária uma cuidadosa padronização do registro clínico das lesões.

## ▪ Patogenia

A patogenia da mucosite oral tem sido explicada com base no modelo de Sonis (2007), no qual são incluídos eventos moleculares iniciais na mucosa e na submucosa que ocorrem imediatamente após o contato com os agentes quimioterápicos e a radiação ionizante. Esses eventos incluem a perda de sinalização entre as células epiteliais e as células do tecido conjuntivo da mucosa, principalmente fibroblastos e células endoteliais, o que gera um desequilíbrio nos dois compartimentos teciduais. Esse desequilíbrio culmina com perda de proliferação celular e alta taxa de apoptose nos dois compartimentos. A ulceração observada clinicamente, por exemplo, é decorrente da ausência de renovação epitelial e da alta taxa de morte de células epiteliais. Já o eritema é a manifestação clínica da vasodilatação presente na inflamação que se desenvolve no tecido conjuntivo.

O modelo de Sonis (2007) explica o mecanismo da mucosite oral destacando cinco fases nesse processo: iniciação, resposta primária à injúria; amplificação de sinal; ulceração e reparo. A *iniciação* inclui os eventos moleculares resultantes da agressão dos agentes quimioterápicos e da radioterapia. Esses agentes podem provocar dano direto no DNA, ou então acarretar intensa produção de espécies reativas de oxigênio, moléculas que provocam alterações irreversíveis no sistema de membranas celulares, tornando as células inviáveis. As células de Langerhans são acionadas e deflagram o estímulo inflamatório para as demais células da mucosa oral. Já a *resposta primária* é o momento em que as células basais do epitélio, responsáveis pela renovação epitelial, estão irreversivelmente danificadas ou entraram em apoptose. Sem a proliferação dessas células, o epitélio não consegue refazer suas camadas.

Ocorre também dano direto sobre os fibroblastos do tecido conjuntivo, alterando a matriz extracelular da lâmina própria. A *fase de amplificação* de sinal inclui a intensa produção de citocinas pró-inflamatórias, tais como TNF-alfa, IL-1beta e IL-6. Essas citocinas já estavam presentes na fase de resposta primária à injúria, porém agora são secretadas de forma intensa por células inflamatórias, tais como macrófagos, que foram atraídas para o local agredido em função da destruição significativa do tecido. O aumento dessas citocinas potencializa a sinalização de moléculas que acionaram a apoptose, gerando um *looping* composto por apoptose-secreção de citocinas-apoptose, que perpetua por dias após o insulto agressor dos agentes radioquimioterápicos. A fase seguinte é a *ulceração*, que pode ser antecedida pela formação de pseudomembrana. Nessa fase, a descontinuidade epitelial é evidente. A superfície necrótica da úlcera é um local propício à infecção microbiana secundária, a qual constitui um fator complicador da mucosite oral, já que pode acarretar bacteremia e sepse. Na ulceração, a inflamação na mucosa atinge seu mais alto grau, acarretando intensa dor e desconforto na cavidade bucal. A *fase de reparo* ocorre espontaneamente e é evidenciada por intensa angiogênese presente na lâmina própria, com a formação de tecido de granulação; este dá novo suporte ao crescimento das células epiteliais, que então conseguem migrar para o local da úlcera, refazendo o epitélio. É importante mencionar que, mesmo após o fechamento da ferida, o local ainda está vulnerável à nova ulceração, pois o remodelamento dos tecidos ainda não se completou. Vale dizer que a resistência mecânica nesse local nunca mais será exatamente a mesma da observada na mucosa oral íntegra.

Além dos mecanismos descritos anteriormente, o papel da microbiota oral na patogênese da mucosite oral também tem sido discutido. Algumas evidências têm mostrado que, em situações de mucosite oral severa, a microbiota oral tem sua diversidade reduzida, com menor número de espécies microbianas, o que estimula um desequilíbrio das relações entre as bactérias. Além disso, bactérias relacionadas à doença periodontal, como a *Porphyromonas gingivalis*, têm sido encontradas em maior número em pacientes com mucosite oral e associadas à ulceração da mucosa, sugerindo certa participação da doença periodontal nessas lesões. Contudo, ainda não se sabe ao certo se esses fenômenos traduzem uma infecção secundária, presente após a instalação das lesões, ou se realmente as bactérias e outros micro-organismos contribuem com a mucosite oral desde suas fases iniciais. As tentativas de utilização de antibióticos para o controle da mucosite oral têm falhado como terapia preventiva e curativa. É importante lembrar, contudo, que infecções por fungos (principalmente *Candida*) e por vírus (principalmente da família herpes-vírus) podem coexistir com as lesões de mucosite e devem ser tratadas com antifúngicos e antivirais concomitantemente ao tratamento da mucosite.

Atualmente, o entendimento da patogênese da mucosite oral envolve uma ampla gama de genes e proteínas, alguns deles apontados no Quadro 7.2. Boa parte dessas proteínas está envolvida no processo de reparo de DNA em um primeiro momento, no processo inflamatório em um segundo momento, e no reparo do tecido como um todo, principalmente da angiogênese.

**Quadro 7.2**
**Principais proteínas relacionadas com a patogênese da mucosite oral.**

| Proteína | Função |
|---|---|
| **XRCC1** | Reparo do DNA. |
| **RB1** | Reparo do DNA. |
| **P53** | Reparo do DNA; proteína denominada "guardião do genoma". |
| **BRCA1** | Reparo do DNA. |
| **CDKN1A** | Prolongamento do ciclo celular, permitindo que a célula faça o reparo do DNA. |
| **NFκB** | Fator de transcrição que aciona a apoptose e estimula a produção de citocinas. |
| **TNF-alfa** | Membro da família TNF; citocina que ativa macrófagos, fibroblastos, mastócitos e linfócitos T; atua em conjunto com a IL-1beta. |
| **IL-1beta** | Citocina pró-inflamatória que se liga a queratinócitos, fibroblastos, macrófagos, linfócitos T; provoca a liberação de prostaglandina E2 e de histamina, principais mediadores químicos da inflamação aguda, que induzem vasodilatação. |
| **IL-6** | Citocina pró-inflamatória que promove ativação de linfócitos B, com posterior síntese de anticorpos; atua com conjunto com a IL-1 induzindo vasodilatação, quimiotaxia e aumento da permeabilidade vascular; inibe a síntese de TNF-alfa, sendo, nesse caso, anti-inflamatória. |
| **COX2** | Enzima que converte o ácido araquidônico em prostaglandinas (D2, E2, F2A) e tromboxano A2; a prostaglandina E2 causa vasodilatação e aumento da permeabilidade vascular; o tromboxano A2 atua na coagulação, favorecendo o reparo da parede vascular. |
| **P38 MAP quinase** | Proteína formada no interior da célula a partir da sinalização de citocinas, como a IL-1, TNF-alfa e IL-6; aumenta a permeabilidade e a adesão de células inflamatórias na parede do vaso, promovendo a exsudação leucocitária. |
| **E-caderina** | Proteína de adesão entre as células epiteliais; necessária para a manutenção das camadas epiteliais; na sua ausência, os queratinócitos ficam soltos e podem migrar ou entrar em apoptose. |
| **EGF** | Fator de crescimento que estimula a diferenciação e a proliferação de queratinócitos; fundamental para a reepitelização. |
| **TGF-beta** | Fator de crescimento que estimula a proliferação de fibroblastos, sendo fundamental para a formação do tecido, granulação e reparo da mucosa como um todo. |
| **MMP** | Proteínas que dissolvem a matriz de colágeno; são produzidas por fibroblastos e macrófagos; necessárias para o remodelamento do colágeno na fase de reparo. |

Fonte: Adaptado de Reyes-Gibby et al., 2017 e Cinausero et al., 2017.

Várias dessas proteínas têm sido detectadas na saliva durante a mucosite ou em períodos que antecedem o seu aparecimento clínico. Têm sido analisadas principalmente citocinas salivares que ativam o fator de transcrição NFκB, tais como IL-1beta, IL-6, TNF-alfa e IL-8. Os resultados têm sido discrepantes quanto à associação entre a expressão dessas citocinas na saliva e o estágio ou grau de mucosite oral. Contudo, essas citocinas e outras têm sido investigadas na busca de biomarcadores da mucosite oral.

### Biomarcadores da mucosite oral

Pesquisas recentes têm buscado identificar biomarcadores precoces da mucosite oral, para favorecer as medidas preventivas dessa lesão. Tem-se observado muita variação na manifestação clínica da mucosite em pacientes que estão sob a mesma terapia: uns exibem lesões de alta severidade, e outros as mantêm nas fases iniciais, indicando que o fator individual é muito importante na determinação do risco dessas lesões. Marcadores que possam sugerir uma maior predisposição à mucosite poderiam ajudar no planejamento preventivo para os pacientes de maior risco, incluindo modificações na terapia antineoplásica. Para tanto, têm-se analisado saliva, fluido crevicular, sangue, citologia esfoliativa e fragmentos da mucosa bucal para verificar a existência de proteínas que poderiam sinalizar o aparecimento da mucosite oral. Fatores de crescimento, tais como EGF e TGF-1beta, são os mais estudados como potenciais biomarcadores. O EGF, em geral, está diminuído, e o TGF-beta1 está aumentado nas mucosites severas. IL-6, IL-8, IL-10, and IL-1beta também constituem promissores indicadores, que estão aumentados em situações de mucosite. Há ainda controvérsias na interpretação da expressão de TNF-alfa, pois, em alguns estudos, essa citocina está aumentada, e, em outros, diminuída. Alguns marcadores de inflamação sistêmica, como a proteína C reativa (PCR) e a razão de sedimentação eritrocitária (ESR), também têm sido analisados para indicar a mucosite, já que são deflagrados pelo tratamento antineoplásico, e seu aumento excessivo tem sido associado ao aparecimento das lesões na mucosa oral. São necessárias, contudo, mais evidências para se definirem biomarcadores sensíveis à detecção da mucosite oral e à identificação de pacientes de risco.

### Fatores de risco

Os fatores de risco para o aparecimento da mucosite oral ainda não são completamente conhecidos. Algumas situações parecem favorecer o aparecimento das lesões, citadas a seguir.

Fatores de risco relacionados ao tratamento antineoplásico:

- Agentes quimioterápicos de alta toxicidade: 5-FU, cisplatina, ciclofosfamida, melfalano, bussulfano, metotrexato, irinotecano. Agentes quimioterápicos de moderada toxicidade: docetaxel, paclitaxel.

- Radiação ionizante corpórea total (TBI) e em altas doses não fracionadas (ex.: ciclos de radiação que somam mais de 5.000 cGy).

- Infusões contínuas quimioterápicas ou alta dose administrada uma única vez;

- Associação da quimioterapia com a radioterapia.

- Presença de agentes profiláticos para doença do enxerto contra o hospedeiro (DECH) (por exemplo, metotrexato) durante o transplante de células hematopoiéticas.

Fatores de risco relacionados ao paciente:

- As mulheres parecem ser mais susceptíveis do que os homens.

- As crianças tendem a exibir mucosite mais severa.

- Susceptibilidade individual, envolvendo deleção de certos genes responsáveis pelo controle do estresse oxidativo e do reparo do DNA, predispondo à mucosite; o polimorfismo de genes que controlam o reparo do DNA (veja o Quadro 7.2) tem sido identificado em pacientes que exibem mucosite severa; a mutação em genes responsáveis pela metabolização do agente quimioterápico também parece indicar maior risco para mucosite (ex.: deleção nos genes que codificam a di-hidropirimidina desidrogenase ou timidilato sintase pode predispor a maior toxicidade ao 5-FU).

- Higiene oral inadequada, hábitos de fumo e de ingestão de álcool.

Fatores ligados ao tipo de mucosa oral:

- Sítios na cavidade bucal que exibem epitélio pouco queratinizado – assoalho bucal, ventre lingual, borda lateral de língua e palato mole têm maior risco de toxicidade, por terem índice mitótico maior do que os sítios com maior queratinização, sendo mais atingidos pelos agentes antineoplásicos.

Os fatores de risco determinam a frequência e o tempo em que as lesões irão se manifestar. Para regimes mais intensos, a frequência, a duração e a severidade da mucosite podem ser maiores. Geralmente, as lesões nos regimes radioterápicos aparecem mais tardiamente e têm evolução mais crônica do que nos regimes quimioterápicos.

### ■ Prevenção e tratamento

A prevenção e o tratamento da mucosite oral incluem medidas básicas de higiene oral, agentes citoprotetores e estimuladores do reparo tecidual.

## Higiene oral

Escovação dentária e da gengiva pelo menos três vezes por dia (pela manhã, à tarde e à noite) deve ser orientada ao paciente, para evitar o acúmulo de placa bacteriana, eliminar resíduos alimentares, bem como prevenir o surgimento de odores e gostos desagradáveis. A escovação deve incluir também a superfície da mucosa oral, principalmente da língua e da mucosa jugal. Caso esteja inapto para realizar a atividade de es-

covação (por exemplo, no caso de acamados ou de pacientes pediátricos), as medidas de higiene devem ser realizadas pelo responsável/cuidador do paciente. Deve ser recomendada a adoção de escova dentária de cabeça pequena e cerdas macias. Também é indicada a prescrição de enxaguatório bucal não alcoólico como adjuvante da escovação. Deve ser reforçado ao paciente que o enxaguatório deve atingir a região da garganta, para higienização também dessa região. Se o paciente for edentado, este deve passar uma gaze embebida em solução antimicrobiana não alcoólica em toda a mucosa. Vale lembrar que a correta higienização bucal, além de evitar o acúmulo de placa bacteriana e prevenir contra cáries e doenças periodontais, contribui também para a melhor aceitação da dieta, estimulando a ingestão alimentar.

## Terapia com luz de baixa intensidade

A instituição da terapia com luz de baixa intensidade (TLBI) para prevenir a progressão da mucosite oral deve ser adotada como mandatória na rotina de cuidados bucais ao paciente onco-hematológico. O profissional deve iniciar as irradiações antes mesmo da existência das lesões. Estudos têm demonstrado eficácia do *laser* (e também do LED, ainda que em menor número de estudos) em reduzir a frequência de lesões de mucosite em pacientes sob radioterapia e quimioterapia moderada, bem como em manter as lesões em níveis leves de severidade nos pacientes sob alta dose de quimioterapia e radioterapia. A hipótese do efeito preventivo da TLBI baseia-se nas propriedades que a luz possui de bioestimulação, contribuindo para a proliferação de elementos teciduais, tais como células epiteliais, vasos sanguíneos e fibroblastos (para mais informações, consulte o Capítulo *Princípios gerais do manejo odontológico*). Os protocolos de TLBI para prevenção da mucosite oral (aplicados para mucosa íntegra e lesões de grau I) em geral não diferem daqueles destinados ao tratamento das lesões ulceradas. O Quadro 7.3 mostra alguns exemplos citados na literatura. É importante lembrar que, no Brasil, para a utilização do *laser* e LED na área odontológica, é necessária habilitação prévia.

Além de não ser uma técnica invasiva, não há relatos de efeitos colaterais nos pacientes onco-hematológicos. Esse fato faz com que a TLBI seja cada vez mais indicada nos centros de oncologia, gerando impacto significativo na redução dos custos do tratamento oncológico. A existência de lesões infecciosas, tais como candidíase oral, não contraindica a TLBI após a devida indicação do tratamento para essa lesão.

Durante a TLBI, é fundamental verificar a adequação da higienização bucal. Todos os cuidados de higiene oral são essenciais para a eficácia do tratamento da mucosite oral.

## Crioterapia oral

A crioterapia oral tem sido indicada para os condicionamentos quimioterápicos feitos com agentes de meia-vida curta, ou seja, com farmacodinâmica cujo pico plasmático gira em torno de 30 minutos após a infusão e *clearance* com tempo semelhante. Durante esse período de pico da droga, o paciente fica com gelo na cavidade bucal, o que gera uma situação de vasoconstrição, e,

com isso, pouco acesso do medicamento à mucosa oral. Sua eficácia tem sido confirmada em várias situações, sendo muito recomendada para os casos de condicionamento com 5-FU e melfalano. A cada ciclo de administração do quimioterápico, deve ser feita a crioterapia. As variações no protocolo incluem diferentes tempos de manutenção do gelo após o término da infusão. Para o 5-FU, por exemplo, um estudo demonstrou não ser vantajoso estender por mais de 30 minutos a crioterapia após a infusão da droga. Já para o melfalano, é recomendável manter o gelo por pelo menos 30 minutos após o término da infusão, tempo necessário para a eliminação da droga. Para outros quimioterápicos, a eficácia da crioterapia ainda não foi confirmada, sendo poucos os estudos envolvendo outras drogas. Não há indicação dessa técnica na radioterapia. A principal desvantagem desse método é o desconforto que o gelo causa em alguns pacientes, tais como náuseas e dor nos dentes e na mucosa.

## Agentes antioxidantes

Os agentes antioxidantes visam reduzir os efeitos provocados pela intensa produção de espécies reativas de oxigênio, presentes na iniciação da mucosite. São utilizadas aplicações tópicas ou sistêmicas de amifostina, glutamina, vitamina E e suplemento

**Quadro 7.3**
**Exemplos de parâmetros para a utilização da terapia com luz de baixa intensidade para prevenção da mucosite oral.**

| Fonte de luz | Comprimento de onda | Intensidade (mW) | Densidade de energia (J/cm²) | Indicação |
|---|---|---|---|---|
| Laser – HeNe | 632,8 | 60 | 1,5 a 2 | Prevenção de mucosite oral |
| Luz visível | 400 a 1200 | variável | 9 a 18 | |
| Laser diodo | 660 a 685 | 35 a 100 | 1,1 a 6 | |
| LED | 670 | 100 | 4 | |
| Laser diodo | 660 | 60 a 100 | 4 a 12 | Tratamento da mucosite oral |
| LED | 645 | 100 | 8 | |
| Laser diodo | 780 a 830 | 40 a 100 | 4 a 8 | Analgesia |

Fonte: Elaborado pela autoria.

oral de zinco, porém sua eficácia ainda não foi confirmada. Não há recomendações, portanto, até o momento, desses agentes como eficazes para prevenir a mucosite.

## Fatores de crescimento

Têm sido testados vários fatores de crescimento para prevenir a mucosite oral, sendo o mais estudado o fator de crescimento recombinante humano de queratinócitos (KGF-1, com nome comercial de Palifermin®). A administração é intravenosa, o que pode ser um problema em pacientes oncológicos sob tratamento para eliminar o tumor, já que o efeito desse medicamento sobre o crescimento das células neoplásicas ainda não é conhecido. As indicações têm sido feitas para pacientes sob TCH, no qual houve tratamento mieloablativo e com grande chance de mucosites severas. Porém, o alto custo desse medicamento limita seu uso. Outros fatores de crescimento que têm sido testados são fator estimulador de colônias granulocítico-macrofágico (GM-CSF) ou o fator estimulador de colônias granulocítico (G-CSF), muito empregados durante o TCH; porém, não há comprovação de serem eficazes para mucosite oral.

## Anti-inflamatórios e inibidores de citocinas inflamatórias

Um anti-inflamatório muito estudado em mucosite oral é a benzidamina, indicada sob a forma de bochecho para prevenção da mucosite oral em pacientes com tumor de cabeça e pescoço, tratados com radioterapia de intensidade moderada (até 50 Gy), sem quimioterapia concomitante. A benzidamina inibe a produção de TNF-alfa e tem efeito analgésico, anestésico e antimicrobiano. Sua eficácia, contudo, não é confirmada para todas as situações, principalmente de mucosites derivadas de quimioterapia. Outros inibidores de citocinas são pentoxifilina e anticorpos inibidores de IL-6, porém não há confirmação de sua eficácia.

## Opioides

A indicação de morfina é uma constante nos casos de mucosite oral severa, por ser ainda o tratamento de maior eficácia e de maior duração de analgesia. Injeção intradérmica de fentanil pode auxiliar no controle da dor em pacientes sob alta dose de quimioterapia e radioterapia. O bochecho com solução de morfina 0,2% ou de doxepina também pode contribuir para a remissão da sintomatologia em pacientes com câncer de cabeça e pescoço. A morfina tópica tem a vantagem de não originar os efeitos colaterais observados quando aplicada sistemicamente. Além de ter efeito analgésico, a morfina pode estimular a migração de células epiteliais da mucosa oral, favorecendo também o reparo. Já a doxepina é um antidepressante tricíclico que tem efeito analgésico quando aplicado topicamente, bloqueando canais de sódio e inibindo a condução nervosa. O efeito desse mecanismo sobre as células da mucosa oral ainda não é conhecido. Há evidências científicas da eficácia de ambos os medicamentos para o controle da dor na mucosite oral.

## ≡ Estomatite derivada de medicamentos

O termo "estomatite derivada de medicamentos" tem sido empregado para abranger lesões na cavidade oral derivadas de medicamentos utilizados na oncologia como terapia-alvo ou imunoterapia, ou seja, com ação específica sobre determinadas estruturas das células neoplásicas ou com efeito direto sobre a imunidade tumoral (para mais informações, ver Capítulo *Radioterapia de cabeça e pescoço*), tendo supostamente toxicidade restrita ao sítio neoplásico. São diferentes, portanto, dos quimioterápicos convencionais, cuja toxicidade atinge vários tecidos. As lesões na cavidade oral originárias desses medicamentos exibem uma ampla gama de aspectos clínicos, conforme descrito a seguir.

## Estomatite associada a inibidores de mTOR

O termo "estomatite associada a inibidores de mTOR" surgiu para caracterizar as lesões na cavidade bucal derivadas de medicamentos que inibem o mTOR (proteína-alvo da rapamicina em mamíferos). Essa proteína está ativa na célula normal somente em situações em que há depleção energética. O mTOR impede que a célula morra por apoptose ou autofagia, incrementando várias funções celulares, entre elas a síntese proteica. Nas células cancerígenas, o mTOR está superexpresso, fazendo com que as células fiquem muito resistentes à morte. Os medicamentos inibem essa proteína, o que induz imediatamente a apoptose das células tumorais.

O mecanismo pelo qual esses medicamentos induzem ulcerações na cavidade oral ainda não está definido. As lesões se assemelham a ulcerações aftosas recorrentes, e boa parte da patogenia das aftas tem sido utilizada para explicar as estomatites associadas aos inibidores de mTOR. Um estudo recente demonstrou que o medicamento age diretamente sobre as células epiteliais da mucosa oral, provocando apoptose destas e gerando a ulceração; ao mesmo tempo, as células epiteliais também secretam grande quantidade de citocinas quando agredidas pela droga, deflagrando a inflamação observada nas lesões. Também não está descartada uma participação da microbiota bucal, bem como de predisposição genética associada a polimorfismos em genes que regulam a produção de citocinas pró-inflamatórias. A inflamação das lesões está atrelada também a uma possível ação de neuropeptídios liberados pelas terminações nervosas da mucosa bucal, gerando intensa dor local, que cede somente diante de opioides.

### Aspecto clínico e tratamento

As lesões na cavidade bucal constituem úlceras isoladas ou múltiplas, ovoides, pequenas, de bordas definidas e halo eritematoso, fundo necrótico esbranquiçado, que podem provocar intensa sintomatologia dolorosa, a ponto de o paciente interromper a medicação. As lesões podem ser confundidas com estomatite herpética ou com ulcerações aftosas recorrentes, sendo necessário um correto diagnóstico diferencial. Em geral, são restritas a locais de menor grau de queratinização (assoalho bucal, mucosa jugal, mucosa labial, ventre lingual e borda lateral de língua).

Os inibidores de mTOR têm sido utilizados para o controle de câncer de mama metastático, bem como para tumores neuroendócrinos de trato gastrointestinal, pulmão e pâncreas. As lesões são mais frequentes nas mulheres. Estima-se que 2 a 78% dos usuários de inibidores de mTOR podem ter essas lesões. Essa frequência varia em função do tipo de medicamento utilizado, sendo os mais comuns: everolimus, temsirolimus, deferolimus e sirolimus. O everolimus tem sido associado a maior frequência e severidade de ulcerações bucais, e o risco dessas ulcerações aumenta se houver associação com agentes endócrinos (administrados no câncer de mama), tais como exemestane. Alguns estudos têm demonstrado que as lesões vão diminuindo sua severidade no decorrer de semanas, havendo completa regressão em 8 semanas após o início do tratamento. São indicadas, portanto, medidas paliativas, que envolvem principalmente o controle da dor. Aplicações tópicas e sistêmicas de corticosteroides também são eficazes. A TLBI também pode ser indicada, porém não existem evidências de sua eficácia. A dose pode também ser ajustada durante o curso das lesões, a critério médico. O Quadro 7.4 descreve algumas medidas básicas para prevenir e tratar a estomatite associada a inibidores de mTOR.

## Quadro 7.4
**Manejo odontológico do paciente com estomatite associada a inibidores de mTOR.**

| Grau de severidade | Manejo |
| --- | --- |
| **Grau 1 – somente eritema** | • Orientação de higiene oral, bochecho com corticoide em caso de sintomatologia dolorosa; continuar com a dose prescrita do medicamento; acompanhamento clínico periódico. |
| **Grau 2 – Ulceração com sintomatologia dolorosa, porém sem interferência na ingestão alimentar** | • Mesmas orientações do grau 1; aplicação de terapia com luz de baixa intensidade; modificação para dieta mais suave, sem alimentos picantes; ajuste da dose do medicamento se a dor for intolerável (interrupção da droga até alívio dos sintomas, com retorno com doses menores caso as lesões permaneçam em grau 2); acompanhamento clínico periódico. |
| **Grau 3 – Ulcerações confluentes, dolorosas, com interferência na ingestão alimentar** | • Mesmas orientações do grau 2, com indicação de morfina e esteroides; ajuste da dose com o mesmo princípio do grau 2; acompanhamento clínico periódico. |
| **Grau 4 – Necrose tecidual, sangramento espontâneo, risco para a manutenção da vida** | • Interrupção permanente do medicamento. |

Fonte: Adaptado de Vigarios et al., 2017.

### ■ Outros medicamentos de terapia-alvo e imunoterapia

Uma ampla gama de medicamentos que são alvos para inúmeras proteínas tem sido utilizada para o controle do câncer (ver Capítulo *Radioterapia de cabeça e pescoço* para mais informações). Alguns deles têm gerado alterações na mucosa oral, tais como:

a) **Inibidores tirosina quinase de EGF e EGFR:** as drogas desse grupo associadas a lesões semelhantes à mucosite são o erlotinibe e gefitinibe. Esses medicamen-tos estão associados a lesões de severida-de reduzida, que ocorrem em frequência baixa de pacientes.

b) **Inibidores tirosina quinase pan-HER:** diferentemente do primeiro grupo de ini-bidores tirosina quinase, essas drogas in-duzem lesões de alta severidade, desta-cando-se principalmente o afatinibe e dacomitinibe.

c) **Anticorpos monoclonais antiEGFR:** lesões semelhantes à mucosite são raras de ser vistas com esses medicamentos; porém, quando são combinados a outros agentes quimioterápicos ou a radiotera-pia, podem gerar lesões de alta severida-de. Exemplos são cetuximabe e panitu-mumabe, que podem ser associados a 5-FU, cisplatina e folfox, aumentando o risco de mucosite já inerente a esses qui-mioterápicos convencionais. Esse mesmo risco parece estar aumentando quando há associação desses medicamentos com radioterapia convencional.

As lesões se assemelham a aftas isola-das ou confluentes, de ulceração superficial, com sintomatologia dolorosa moderada, co-muns em mucosa labial e vermelhão do lábio e língua. O tratamento é semelhante ao rea-lizado para as estomatites associadas a ini-bidores de mTOR (Quadro 7.4).

## Inibidores de angiogênese

Incluem uma ampla gama de medica-mentos, tais como sunitinibe, bevacizuma-be, sorafenibe, axitinibe etc. (para mais informações, ver Capítulo *Radioterapia de cabeça e pescoço*). Aproximadamente um quarto dos pacientes que ingere esses medi-camentos desenvolve estomatites inespecí-ficas, no curso de dois meses de terapia. Su-nitinibe e cabozantinibe parecem ser o de maior risco para estomatites, que se carac-terizam por sensibilidade na mucosa, ardên-cia bucal e lesões ulceradas isoladas. O tra-tamento é semelhante ao realizado para as estomatites associadas a inibidores de mTOR (Quadro 7.4). Glossite migratória benigna ou língua geográfica também têm sido reportadas para pacientes sob medicação com bevacizumabe, pazopanibe e axitinibe, que regridem espontaneamente.

Pacientes sob as medicações de terapia-alvo e imunoterapia devem sempre ser monitorados, pois as lesões na cavidade oral são inespecíficas, de curso doloroso e com potencial de infecção secundária. O manejo odontológico, incluindo orientações de higiene oral, remoção de focos de infecção e de locais que possam causar trauma na mucosa oral, é fundamental para esses pacientes.

## ☰ Referências

1. Bezinelli LM, de Paula Eduardo F, da Graça Lopes RM, Biazevic MG, de Paula Eduardo C, Correa L et al. Cost-effectiveness of the introduction of specialized oral care with laser therapy in hematopoietic stem cell transplantation. Hematol Oncol. 2014 Mar;32(1):31-9.
2. Chaitanya NC, Muthukrishnan A, Babu DBG, Kumari CS, Lakshmi MA et al. Role of vitamin E and vitamin A in oral mucositis induced by cancer chemo/radiotherapy: a meta-analysis. J Clin Diagn Res. 2017 May;11(5):ZE06-ZE09.
3. Cinausero M, Aprile G, Ermacora P, Basile D, Vitale MG, Fanotto V et al. New frontiers in the pathobiology and treatment of cancer regimen-related mucosal injury. Front Pharmacol. 2017 Jun 8;8:354.
4. De Paula Eduardo F, Bezinelli LM, da Graça Lopes RM, Nascimento Sobrinho JJ, Hamerschlak N, Correa L. Efficacy of cryotherapy associated with laser therapy for decreasing severity of melphalan-induced oral mucositis during hematological stem-cell transplantation: a prospective clinical study. Hematol Oncol. 2015 Sep;33(3):152-8.
5. De Sanctis V, Bossi P, Sanguineti G, Trippa F, Ferrari D, Bacigalupo A et al. Mucositis in head and neck cancer patients treated with radiotherapy and systemic therapies: literature review and consensus statements. Crit Rev Oncol Hematol. 2016 Apr;100:147-66.

6. He M, Zhang B, Shen N, Wu N, Sun J. A systematic review and meta-analysis of the effect of low-level laser therapy (LLLT) on chemotherapy-induced oral mucositis in pediatric and young patients. Eur J Pediatr. 2018 Jan;177(1):7-17.
7. Lalla RV, Bowen J, Barasch A, Elting L, Epstein J, Keefe DM et al. Mucositis Guidelines Leadership Group of the Multinational Association of Supportive Care in Cancer and International Society of Oral Oncology (MASCC/ISOO). MASCC/ISOO clinical practice guidelines for the management of mucositis secondary to cancer therapy. Cancer. 2014 May 15;120(10):1453-61.
8. Peterson DE, Boers-Doets CB, Bensadoun RJ, Herrstedt J; ESMO Guidelines Committee. Management of oral and gastrointestinal mucosal injury: ESMO clinical practice guidelines for diagnosis, treatment, and follow-up. Ann Oncol. 2015 Sep;26 Suppl 5:v139-51.
9. Peterson DE, O'Shaughnessy JA, Rugo HS, Elad S, Schubert MM, Viet CT et al. Oral mucosal injury caused by mammalian target of rapamycin inhibitors: emerging perspectives on pathobiology and impact on clinical practice. Cancer Med. 2016 Aug;5(8):1897-907.
10. Reyes-Gibby CC, Melkonian SC, Wang J, Yu RK, Shelburne SA, Lu C et al. Identifying novel genes and biological processes relevant to the development of cancer therapy-induced mucositis: An informative gene network analysis. PLoS One. 2017 Jul 5;12(7):e0180396.
11. Riley P, Glenny AM, Worthington HV, Littlewood A, Fernandez Mauleffinch LM, Clarkson JE et al. Interventions for preventing oral mucositis in patients with cancer receiving treatment: cytokines and growth factors. Cochrane Database Syst Rev. 2017 Nov. 28;11:CD011990.
12. Riley P, McCabe MG, Glenny AM. Oral cryotherapy for preventing oral mucositis in patients receiving cancer treatment. JAMA Oncol. 2016 Oct 1;2(10):1365-1366.
13. Scully C, Epstein J, Sonis S. Oral mucositis: a challenging complication of radiotherapy, chemotherapy, and radiochemotherapy. Part 2: diagnosis and management of mucositis. Head Neck. 2004 Jan;26(1):77-84.
14. Sonis ST. Pathobiology of oral mucositis: novel insights and opportunities. J Support Oncol. 2007 Oct;5(9 Suppl 4):3-11.
15. Vigarios E, Epstein JB, Sibaud V. Oral mucosal changes induced by anticancer targeted therapies and immune checkpoint inhibitors. Support Care Cancer. 2017 May;25(5):1713-1739.

# Capítulo 8

Mariana Henriques Ferreira

# Alterações salivares e do paladar

## ☰ Características da saliva e do fluxo salivar normais

A saliva é um fluido produzido por glândulas salivares maiores (glândulas parótida, submandibular e sublingual), localizadas externamente à cavidade bucal, e glândulas salivares menores, localizadas em lábio inferior, língua, palato e mucosa jugal. Essas glândulas produzem uma média diária de fluxo de saliva que varia de 1 a 1,5 L.

A saliva normal pode ser classificada em serosa, mucosa e mista, dependendo dos constituintes que predominam em cada fluido. A saliva serosa é produzida principalmente pelas glândulas parótidas, a saliva mucosa, pelas glândulas salivares menores, e a mista pelas glândulas sublinguais e submandibulares, embora a secreção mucosa seja predominante nesse tipo de secreção.

Além desses elementos, há no fluido salivar uma variedade de eletrólitos, incluindo sódio, cálcio, potássio, magnésio, bicarbonato e fosfatos. Também são encontradas imunoglobulinas (Ig), enzimas e produtos nitrogenados, como ureia e amônia. Essa composição mantém o pH salivar em nível ótimo e promove limpeza mecânica das superfícies da cavidade bucal, lubrificação, defesa contra micro-organismos da placa bacteriana e modulação do processo de desmineralização e remineralização. Um fluxo salivar adequado também promove o efeito tampão (regulação do pH bucal), por intermédio de fosfatos e bicarbonato, que neutralizam o excesso de íons H+ ou OH-, mantendo o pH da saliva em torno de 6,9. Na cavidade oral, quando o sistema tampão não está agindo corretamente, pode ocorrer um aumento no número de micro-organismos e, consequentemente, um maior acúmulo de biofilme e desenvolvimento de cáries. O Quadro 8.1 exibe as principais funções da saliva.

As concentrações proteicas e dos demais componentes salivares estão sujeitas a variações circadianas e alterações decorrentes de estresse, inflamação, infecção e alterações hormonais.

Existem três tipos de estimulação do fluxo salivar: mecânica, por intermédio da mastigação; gustativa, provocada principalmente pelo sabor ácido; e a induzida pelo olfato. O fluxo salivar normal não estimulado é acima de 0,1 mL/min, e o estimulado tem um valor mínimo de 0,2 mL/min. Esses valores podem variar de indivíduo para indivíduo, bem como em função do horário do dia. A saliva não estimulada em valores abaixo de 0,1 mL/min é considerada hipossalivação.

**Quadro 8.1**
**Resumo das funções da saliva e exemplos de constituintes salivares responsáveis por essas funções.**

| Função | Características | Exemplos de componentes |
|---|---|---|
| Lubrificação e proteção | Barreira contra enzimas proteolíticas e hidrolíticas produzidas pela placa bacteriana, substâncias com potencial carcinogênico, como os produtos do tabagismo, e proteção contra ressecamento na respiração bucal | Água, mucinas |
| Manutenção da integridade dentária | Modulação da desmineralização e remineralização, sistema tampão | Fosfatos e bicarbonato |
| Atividade antimicrobiana | Neutralização de vírus, efeito bactericida e bacteriostático, neutralização de toxinas bacterianas, redução da capacidade de adesão dos micro-organismos, efeito fungicida | IgAs, IgM, IgG, lisozima, mucinas, peroxidase, cistinas, glicoproteínas e aglutininas, histatinas |
| Manutenção do paladar e digestão | Aumento da capacidade de degustação pela hipotonicidade, degradação do amido e de gorduras | Gustina, amilase |

Fonte: Adaptado de Humphey, 2001, Slomiany, 1996, McNabb, 1981.

## Alterações salivares nos pacientes oncológicos

### Radiação na região de cabeça e pescoço

As glândulas salivares e, consequentemente, a saliva são particularmente muito afetadas pela radiação em cabeça e pescoço, que gera alterações no fluxo salivar e nos constituintes salivares em fases agudas e mais tardias do tratamento. A redução da taxa de fluxo salivar e a composição salivar alterada podem resultar em complicações graves e angustiantes para os pacientes, como xerostomia, ardência bucal, alteração de paladar e aumento da susceptibilidade a infecções orais e cárie dentária.

Muitas dessas alterações, em particular a xerostomia, podem acarretar disfagia, efeito colateral do tratamento antineoplásico em que a ingestão de alimentos está alterada, em geral diminuída, em função de dor e lesões na cavidade bucal. A xerostomia pode levar o paciente à dificuldade na ingestão de certos alimentos, principalmente secos, e à necessidade de tomar líquidos junto com as refeições. Alguns pacientes preferem simplesmente evitar tais alimentos, diante da redução drástica do fluxo salivar e das alterações da função salivar.

A radioterapia pode afetar a mecânica da deglutição pela diminuição dos movimentos da língua e da elevação da laringe. Entretanto, com o advento de uma técnica de radiação mais precisa, muitos pacientes são preservados dessa toxicidade na língua e na laringe. A disfagia, contudo, pode estar presente mesmo diante dessa proteção, já que é difícil evitar a radiação em outras áreas também diretamente ligadas à deglutição, como os músculos faciais e mastigatórios.

Na Radioterapia de Intensidade Modulada (IMRT) (ver Capítulo *Radioterapia de cabeça e pescoço* para mais informações), as glândulas salivares maiores e algumas estruturas ligadas à função de deglutição podem ser preservadas, reduzindo a chance de xerostomia e disfagia. Comparativamente à radioterapia convencional, em alguns estudos a xerostomia tem sido menos intensa na IMRT, e o retorno do fluxo salivar normal tem ocorrido mais precocemente. Vale lembrar, contudo, que evitar que as glândulas salivares fiquem no alvo da radiação pode acarretar aumento da dose em outros tecidos normais. Por exemplo, a região anterior da cavidade oral, que possui pouca ou nenhuma exposição de radiação com a radioterapia convencional para tumores distantes da cavidade oral, pode agora receber altas doses na técnica IMRT.

As células serosas das glândulas parótidas são mais radiossensíveis do que as células mucosas das glândulas submandibulares e sublinguais. Como resultado, pode ocorrer a sensação de secura bucal precocemente no curso da radiação. Ao final do tratamento radioterápico com dose total de até 30 Gy, pode-se observar destruição completa irreversível dos ácidos glandulares e substituição dessas estruturas por tecido conjuntivo denso. Esse nível de destruição é frequentemente associado a situações de xerostomia permanente.

Além da IMRT, outra estratégia para minimizar os danos nas glândulas salivares é a de transferência cirúrgica da glândula salivar, principalmente da submandibular. As glândulas submandibulares são responsáveis pela maior parte de produção de saliva no estado de repouso e produzem saliva mucinosa. Já as glândulas parótidas produzem saliva serosa, principalmente por estimulação. Portanto, a retirada da glândula submandibular do campo de radiação pode diminuir a xerostomia nos pacientes. Alguns autores relatam que a cirurgia de transferência da glândula submandibular pode ser um procedimento simples, que envolve o deslocamento da glândula submandibular contralateral para o espaço submentual. Longe das áreas de radiação de alta intensidade, a dose acumulada dada à glândula submandibular pode ser significativamente reduzida, preservando, assim, grande parte de sua função fisiológica. Essa técnica cirúrgica, no entanto, pode trazer alguns riscos aos pacientes, como desenvolvimento de infecções, hematomas, danos aos tecidos nervosos e parestesia.

A xerostomia induzida por radiação pode começar precocemente no tratamento e aumentar exponencialmente. Essa condição pode ser acentuada pela utilização concomitante de quimioterápicos (por exemplo, carboplatina e paclitaxel) ou outras drogas e geralmente está associada a desconforto oral e dor, exacerbação do quadro de mucosite oral e infecções.

### ■ Quimioterapia convencional, terapia-alvo e imunoterapia

Alguns quimioterápicos, como 5-fluorouracil (5-FU), ciclofosfamida, doxorrubicina e metotrexato, podem provocar hipossalivação, que, em geral, regride após finalizada a quimioterapia, mas podendo ser persistente em alguns pacientes. Alguns estudos têm descrito de 6 meses até um ano de hipossalivação e xerostomia após a quimioterapia. Pode haver também aumento da viscosidade da saliva, resultante das alterações dos constituintes salivares, principalmente da água e dos componentes proteicos.

O Quadro 8.2 exemplifica algumas alterações nas glândulas salivares e na saliva provocadas pelos agentes quimioterápicos. É importante mencionar que pacientes com hipossalivação antes de iniciar o tratamento quimioterápico mantêm essa condição durante e após a quimioterapia. Assim, dependendo do tumor e das medicações já em uso pelo paciente, alterações na glândula salivar podem já estar presentes, e, nesse caso, os quimioterápicos as acentuam.

## Quadro 8.2
**Exemplos de alterações nas glândulas salivares e na saliva provocadas por agentes quimioterápicos convencionais, segundo o tipo de tumor e a quimioterapia empregada.**

| Tipo de tumor | Regime quimioterápico | Alterações encontradas |
|---|---|---|
| Carcinoma bucal | • Bleomicina | • ↓ FS |
| Sarcoma osteogênico, leucemia linfoblástica aguda, rabdomiossarcoma | • Metotrexate | • ↑ Albumina, ↑ sódio e ↑ IgG |
| Leucemia mieloide aguda | • Cytosine arabinoside, aclarubicin | • ↓ FS<br>• ↓ IgA-s e IgMs |
| | • Daunorrubicina, mitoxantrone, citarabina, vincristina, antraciclina, ciclofosfamida, metotrexate, asparaginase, prednisone | • ↓ FS, ↑ peroxidase e amilase<br>• ↓ tiocianato |
| | • Citosina arabinoside | • Aumento glandular |
| | • Daunorrubicina, citosina arabinoside | • Dor e aumento de volume bilateral na região submandibular |
| Leucemia linfoblástica aguda e leucemia não linfoblástica (análise em crianças) | • Etoposide, vincristina, idarubicin, citarabina, 6-tioguanina, metotrexate, ciclofosfamida, daunorrubicina, L-asparaginase, 6-mercaptopurina | • ↓ FS, IgAs, peroxidase e mieloperoxidase<br>• ↑ proteínas totais |
| Leucemia linfoblástica aguda | • Asparaginase | • Parotidite aguda |
| Linfoma Hodgkin e não Hodgkin | • Doxorrubicina, bleomicina, dacarbazine, mustine, oncovin, procarbazine, metotrexate, adriamicina, ciclofosfamida, dexametasona, prednisona | • ↓ FS<br>• ↓ IgG, IgA e IgM<br>• ↑ Albumina e lisozima |
| Linfoma não Hodgkin | • Asparaginase | • Parotidite aguda bilateral |
| Carcinoma mamário | • 5-FU, ciclofosfamida, metotrexate | • ↓ FS, IgA-s, IgG e IgM |
| | • 5-FU, ciclofosfamida, epirrubicina, metotrexate | • ↓ FS, proteínas totais, IgA-s e cloreto<br>• ↑ sódio |
| Tumores malignos avançados | • Adriamicina, 5-FU, ciclofosfamida, metotrexate, vimblastina | • ↓ FS |

Legenda: 5-FU: 5 fluorouracil; FS: fluxo salivar; IgA-s: Imunoglobulina A secretora.
Fonte: Adaptado de Bezinelli, 2009.

Nos estudos sobre alterações salivares e quimioterapia, a redução do fluxo salivar e dos componentes iônicos e proteicos é um achado constante, com exceção da albumina, que aumenta em boa parte dos estudos, mantendo valores altos a longo prazo. O aumento da albumina salivar indica perda da integridade da mucosa, uma vez que é derivada de exsudação plasmática no tecido inflamado e pode ser vista durante um período de 5 anos após a quimioterapia. Redução da IgA-s também ocorre frequentemente, com permanência dessa condição mesmo após o término da quimioterapia. Há redução da IgA-s provavelmente devido ao comprometimento dos plasmócitos produtores da IgA nas glândulas, ou devido ao comprometimento das células acinares e ductais que produzem a porção secretora da IgA, interferindo no mecanismo de transporte de imunoglobulinas na glândula. Dentre vários quimioterápicos, a ciclofosfamida tem sido associada à redução da IgA plasmática e sua ação sobre a IgA-s nas glândulas salivares não está descartada.

As alterações salivares participaram diretamente da patogenia de outras lesões na cavidade oral. Um exemplo é a diminuição da peroxidase e da mieloperoxidase salivares, predispondo à mucosite oral. A redução desses dois componentes provoca a formação de $H_2O_2$, o que aumenta o dano tecidual.

Durante a quimioterapia, parece haver maior predisposição das glândulas submandibulares e das demais glândulas mucosas em detrimento da parótida. Esse aspecto é parcialmente confirmado pela manutenção dos níveis de proteínas totais e amilase nos pacientes, indicando a ação normalizada das células serosas parotídeas.

Além dos quimioterápicos convencionais, alguns medicamentos para terapia-alvo podem provocar xerostomia (ver Capítulo *Quimioterapia convencional, terapia-alvo e imunoterapia* para mais informações), tais como os inibidores de receptores tirosina quinase (por exemplo, dacomitinibe, afatinibe) e inibidores de angiogênese (sunitinibe, cabozantinibe, bevacizumabe). Comparativamente aos inibidores de mTOR, os inibidores de angiogênese são de maior risco para xerostomia.

Medicamentos para imunoterapia, como os inibidores de *checkpoint* imune (por exemplo, nivolumabe, pembrolizumabe e ipilimumabe – ver Capítulo *Quimioterapia convencional, terapia-alvo e imunoterapia* para mais informações), têm sido associados ao aparecimento de xerostomia leve em parcela pequena de pacientes.

## ■ Transplante de células hematopoiéticas

Alguns tipos de condicionamento quimioterápico (principalmente ciclofosfamida, bussulfano e melfalano) e a radiação corpórea total (TBI), realizados previamente ao transplante de células hematopoiéticas, podem provocar xerostomia e alterações salivares. O risco é aumentado com TBI em relação a condicionamento feito somente com quimioterapia. Além disso, um regime de condicionamento mieloablativo, que tem por objetivo erradicar as células malignas e induzir a imunossupressão, afeta mais as glândulas salivares do que os regimes de intensidade reduzida ou não mieloablativos. Há ainda uma tendência de se ter mais xerostomia e hipossalivação nos transplantes alogênicos em relação aos autólogos, principalmente devido ao regime de condicionamento e, sobretudo, à doença do enxerto contra o hospedeiro (DECH), que afeta diretamente as glândulas salivares (ver Capítulo *Alterações no tecido ósseo* para mais informações sobre a DECH).

Durante o TCH, a profilaxia e o tratamento dos efeitos colaterais do condicionamento, bem como de comorbidades, pode exigir um amplo repertório de agentes medicamentosos, incluindo opioides, substâncias imunossupressoras, corticosteroides, antieméticos, antimicrobianos, diuréticos, antidepressivos e psicotrópicos e antivirais, alguns dos quais indutores de hipossalivação.

O Quadro 8.3 relaciona alguns medicamentos responsáveis por induzir xerostomia e hipofunção glandular. Esses medicamentos foram classificados segundo o nível de relevância a partir de citações na literatura. Vários deles podem também ser administrados durante a radioterapia e a quimioterapia.

**Quadro 8.3**

**Medicamentos (em ordem alfabética) associados a xerostomia e hipofunção salivar, segundo o nível de evidência na literatura.**

| Nível de evidência | Xerostomia e hipofunção glandular |
|---|---|
| **Alto** | • Alendronato, amitriptilina, aripiprazol, atropina, baclofeno, bevacizumabe, bendroflumetiazida, brimonidine, buprenorfina, bupropiona, clonidina, clorpromazina, citalopram, clozapina, ciclobenzaprina, latrepirdina, doxilamina, duloxetina, escopolamina, fentermina, fluoxetina, furosemida, imipramine, lítio, loxapina, nortriptilina, olanzapina, paroxetina, propantelina, quetiapina, reboxetina, risperidona, rotigotina, sertralina, sibutramina, solifenacina, timolol, tiotrópio, tolterodina, venlafaxina, vortioxetina, ziprasidona, zolpidem. |
| **Moderado** | • Amissulprida, asenapina, atenolol, azelastina, cetirizina, darifenacina, desipramina, desloratadina, desvenlafaxina, dexfenfluramina, dexmedetomidina, didanosina, dosulepina, doxepina, ebastina, enalapril, eszopiclone, etravirina, fentanil, fesoterodina, haloperidol, hiosciamina, lamivudina, levocetirizina, lisinopril, lurasidona, maraviroc, metildopa, metoprolol, mexiletine, morfina, naltrexone, nevirapine, nicotina, orlistate, pregabalin, raltegravir, saquinavir, sertindole, valproato de sódio, tapentadol, terazosin, tizanidine, tolvaptan, tramadol, trospium, zopiclone. |
| **Baixo** | • Amiloride, apraclonidine, asimadoline, atomoxetine, biperiden, clorfeniramine, clorprotixeno, cisplatina, clomipramine, ciclotiazida, citisina, diltiazem, dimenidrinato, difenidramina, disopiramida, fenelzina, feniramina, flupirtine, granisetron, guanfacine, interleucina 2a, ipratropium, levomepromazine, maprotiline, mazindol, melperone, mepiramina, metiamide, milnaciprano, mirtazapine, moclobemide, modafinil, mosapride, moxifloxacina, moxonidine, nefazodone, oxitropium, perindopril, petidina, promazine, protriptiline, pseudoefedrina, rilmenidine, selegiline, tioridazina, tianeptine, triprolidina, zimelidine. |

Fonte: Adaptado de Wolff et al., 2017.

## ◼ Diagnóstico

O diagnóstico de hipofunção da glândula salivar induzida pelo tratamento oncológico é realizado associando-se a história médica completa com o início de sinais e sintomas de secura bucal. A presença de comorbidades e o uso de antieméticos, opioides, antidepressivos, anti-hipertensivos e diuréticos podem exacerbar a hipofunção das glândulas e a xerostomia (Quadro 8.3).

Exame clínico oral, incluindo palpação manual das principais glândulas salivares, inspeção visual da saliva e sialometria (medição da taxa de fluxo da saliva total estimulada e não estimulada) devem ser realizados em todos os pacientes. Alguns métodos de avaliação do fluxo salivar são mostrados no Quadro 8.4.

Outras lesões podem surgir a partir de um quadro de xerostomia, que muitas vezes podem direcionar o diagnóstico da hipofunção glandular, tais como cárie dentária, candidíase oral e outras infecções oportunistas. Isso ocorre principalmente quando as alterações salivares persistem por tempo prolongado. Nesses casos, o acompanhamento do cirurgião-dentista deve ser por mais tempo, instituindo-se medidas preventivas, como higiene oral meticulosa, aplicações de flúor frequentes e acompanhamento clínico.

**Quadro 8.4**
**Métodos para avaliação do fluxo salivar.**

| Tipo salivar | Métodos | Técnica de medição | Vantagens | Desvantagens |
|---|---|---|---|---|
| Sem estímulo | Drenagem passiva | • Saliva escorre passivamente da boca até um recipiente graduado. | • Reproduzível.<br>• Confiável para medir fluxo salivar. | • Evaporação da saliva. |
| | Drenagem ativa | • A saliva acumulada na boca deve ser expectorada em um recipiente graduado. | • Reproduzível.<br>• Confiável para medir fluxo salivar. | • Evaporação da saliva.<br>• Há pequena estimulação da saliva no ato de cuspir. |
| | Sucção | • A saliva formada no assoalho bucal é aspirada e acumulada em um recipiente graduado. | • Independe da colaboração do paciente. | • Há pequena estimulação da saliva no ato de cuspir. |
| | Absorção | • Swab, rolo de algodão ou gaze, previamente pesado, é introduzido na boca por um determinado tempo e pesado posteriormente. | • Detecta a presença de saliva na cavidade bucal, de forma simples e fácil, especialmente em ambulatórios e consultórios. | • Há pequena estimulação do fluxo salivar.<br>• Método menos confiável.<br>• Altera a concentração de alguns componentes salivares. |
| Com estímulo | Mecânico | • Mastigar parafina, silicone ou goma de mascar sem sabor e expectorar a saliva em um recipiente graduado. | • Ausência de efeitos colaterais.<br>• Não há contaminação da saliva com substâncias exógenas. | • A frequência de mastigações deve ser padronizada com auxílio de metrônomo. |
| | Gustatório | • Aplicação de ácido cítrico nas bordas laterais da língua. | | • Pode interferir na análise de alguns componentes salivares. |
| | Absorção | • Swab previamente pesado é introduzido na boca para ser mastigado por um determinado tempo e pesado posteriormente. | • Detecta a presença de saliva na cavidade bucal, de forma simples e fácil, especialmente em ambulatórios e consultórios. | • Há pequena estimulação do fluxo salivar.<br>• Método menos confiável.<br>• Altera a concentração de alguns componentes salivares. |

Fonte: Adaptado de Falcão et al., 2013.

## ■ Prevenção e tratamento

Existem algumas formas de amenizar a xerostomia induzida pela quimioterapia. São elas:

1. Estimulação da atividade salivar por meio de mastigação e sabor (ex.: goma de mascar sem açúcar, alimentos ácidos).

2. Uso de fármacos, como a pilocarpina, que pode aumentar o fluxo salivar. Essa me-dicação possui propriedades beta-adre-nérgicas que estimulam receptores coli-nérgicos na superfície das glândulas exócrinas, reduzindo a xerostomia. Po-rém, pode causar alguns efeitos colate-rais, como sudorese, náusea, vômito e aumento da frequência urinária.

3. Ingestão de água várias vezes ao dia, para hidratação bucal.

4. Uso de substitutos da saliva (por exemplo, saliva artificial em gel ou *spray*).

5. Uso de enxaguatórios orais enzimáticos sem álcool.

6. Fotobiomodulação com luz de baixa intensidade, acupuntura ou eletroestimulação.

A saliva artificial ameniza o sintoma de secura bucal em pacientes com alteração de fluxo e composição da saliva. Pode ter composição semelhante à da saliva humana, contendo sais minerais, hidratantes e enzimas que auxiliam na proteção da mucosa oral e dentes. Alguns deles, como Orabalance®, podem também impedir o crescimento bacteriano, mas não de fungos. Porém, ainda não existem evidências suficientes de que esse produto poderia ser indicado também como antimicrobiano.

Pacientes irradiados na região da cabeça e pescoço podem ser indicados para tratamento com câmara hiperbárica para aumento do fluxo salivar quando a xerostomia foi refratária a outros tipos de tratamentos convencionais. Embora essa terapia possa causar dúvidas quanto à estimulação celular e crescimento tumoral, muitos estudos demonstraram que não há risco aos pacientes, uma vez que o oxigênio é necessário para muitos processos em todo o corpo.

## ≡ Características da sensação normal do paladar

O paladar é o sentido do corpo humano que permite a percepção dos sabores e da textura dos alimentos. A sensação do sabor contribui para o reconhecimento da qualidade do alimento a ser ingerido e estimula a secreção de enzimas que ajudam na digestão e na produção de insulina. A percepção do gosto ativa os caminhos neuronais, levando à preparação para digestão, absorção e armazenamento de nutrientes. O gosto também proporciona prazer em comer, aspecto fundamental no estabelecimento de hábitos alimentares saudáveis.

As papilas gustativas podem ser fungiformes, foliáceas e circunvaladas. Elas contêm os chamados botões gustativos, órgãos receptores multicelulares que traduzem os estímulos de sabor. Múltiplas células nos botões gustativos são inervadas por fibras nervosas que convertem a informação para o cérebro, traduzindo-a em sabores ácido, amargo, doce, salgado e *umami* (este último considerado o quinto sabor; em japonês, *umami* quer dizer "delicioso").

Os seres humanos têm cerca de 5 mil botões gustativos. Desses, 30% estão nas papilas fungiformes, 30% nas papilas foliáceas, e 40% nas papilas circunvaladas. As papilas filiformes não exibem botões gustativos. Cada botão gustativo contém entre 50 e 100 células responsáveis pela percepção dos sabores. As células tipo I são responsáveis pela homeostase nos botões gustativos e são sensíveis às substâncias salgadas. As células do tipo II são sensíveis aos sabores doce, amargo e *umami*. Essas células também secretam ATP para o meio intersticial, que, por sua vez, ligam-se a receptores nas células tipo III ou pré-sinápticas. Esse mecanismo resulta na liberação da serotonina, ativando os receptores pós-sinápticos que estão envolvidos na transmissão da informação do gosto para o cérebro. As células do tipo III são responsáveis pela sensação dos sabores ácidos. O quarto tipo celular são as células basais, não polarizadas e indiferenciadas que servem como células progenitoras para os outros tipos celulares, e são denominadas células tipo IV.

Existe associação entre o número de papilas gustativas e a sensibilidade gustativa, fato que explica em parte a perda de acuidade do paladar em idosos, que exibem frequentemente atrofia das papilas linguais. A concentração do sabor também influencia na sensação do gosto. Durante a mastigação, os alimentos são misturados com a saliva, que dilui e dissemina moléculas palatáveis aos receptores gustativos na língua e a outros localizados no palato, laringe, faringe e terço superior do esôfago.

A anatomia da superfície lingual não possui muita variação entre indivíduos com idades diferentes, com exceção da língua pilosa, encontrada em pacientes idosos e/ou com doenças sistêmicas. A aparência externa da língua pode mudar também devido a distúrbios hematológicos, imunodeficiências, infecção por HIV, deficiências metabólicas e radiação e quimioterapia nos casos de pacientes oncológicos.

## ≡ Alterações do paladar no paciente oncológico

A ausência total de percepção do sabor é denominada ageusia. Já hipogeusia é a diminuição da acuidade na percepção, ou seja, só são percebidos sabores mais intensos. Finalmente, disgeusia é o termo aplicado às alterações do paladar que envolvem a identificação dos sabores. Pode estar presente uma ampla gama de sensações, desde a ausência completa da percepção do sabor, perda da acuidade do paladar, ou interpretação errada do sabor, por exemplo, trocando o sabor ácido por amargo, ou o doce pelo salgado.

As alterações do paladar ocorrem devido a injúrias nas células dos botões gustativos e nos receptores de superfície, bem como por interrupção da condução nervosa até o sistema nervoso central. Normalmente, podem ocorrer modificações no volume das papilas fungiformes, mas estas são mais evidentes nas situações de hipogeusia.

No tratamento oncológico, tanto a radioterapia quanto a quimioterapia prejudicam o potencial mitótico das células e dificultam o *turnover* celular dos botões gustativos. A alteração na percepção do paladar é uma das principais causas de aversão aos alimentos vivenciadas por pacientes em tratamento oncológico. Essa condição pode exacer-

bar sintomas como náusea, vômitos e inapetência, provocando malnutrição, perda de peso, menor qualidade de vida e aumento da morbidade e mortalidade.

É importante lembrar que o olfato exerce efeito central sobre o paladar. Cerca de 75% da percepção do sabor depende do olfato. Alguns pacientes sob tratamento antineoplásico podem parar de sentir cheiro de diversas substâncias (fenômeno denominado "anosmia"), como alimentos e produtos de limpeza, já outros se sentem incomodados com alguns odores, muitas vezes não perceptíveis para outras pessoas. Com a alteração de olfato, há insatisfação na ingestão alimentar.

### ■ Radioterapia de cabeça e pescoço

A disgeusia é um evento constante observado na maioria dos pacientes que sofreram radiação na região de cabeça e pescoço. Na maioria dos casos, o paladar retorna gradualmente para a normalidade em aproximadamente um ano após o tratamento. No entanto, em alguns pacientes a alteração parcial do paladar pode permanecer por até dois anos pós-radioterapia.

As hipóteses para explicar as alterações de paladar em pacientes irradiados incluem inflamação dos nervos aferentes das papilas gustativas, dano direto às células diferenciadas responsáveis pela sensação gustativa e dano às células progenitoras, impedindo, assim, a renovação celular. Um fato interessante descrito na literatura é que, após a radioterapia, há recobrimento das papilas linguais por epitélio estratificado queratinizado ao invés do epitélio especializado característico da superfície das papilas gustativas, fato que pode explicar a alteração do paladar observada nos pacientes analisados. Além disso, as papilas gustativas podem sofrer atrofia, o que gera diminuição da acuidade do paladar.

A disgeusia está atrelada à xerostomia e à perda da atividade mastigatória no caso de trismo e complicações na articulação temporomandibular, se estas estiverem presentes no paciente sob radioterapia na região de cabeça e pescoço. A saliva é fundamental para a lubrificação dos poros nos botões gustativos e para promover a solubilização de moléculas dos alimentos responsáveis por estimular as células gustativas. Já a mastigação auxilia nessa solubilização, decompondo os alimentos em moléculas estimulantes dessas células.

Os pacientes com disgeusia e alterações salivares, como fluxo e composição, sofrem com diminuição significativa na qualidade de vida. Isso engloba funções de mastigação, deglutição, fala e fatores emocionais. A comida tem importante função biológica e social na vida das pessoas, assumindo um significado simbólico em termos de celebração e comunhão. Quando as alterações salivares e de paladar continuam após o término do tratamento, pode impactar em distúrbios nutricionais e alimentares e até mesmo no papel do paciente perante os familiares e a sociedade e levar a grande estresse.

- ### Quimioterapia convencional, terapia-alvo e imunoterapia

Tal qual ocorre na radioterapia, na quimioterapia a disgeusia é muito frequente, gerando bastante desconforto ao paciente e prejudicando a ingestão alimentar adequada. Contudo, a alteração da percepção de sabor geralmente é ignorada pelos clínicos pela sua característica não fatal e reversível após cessado o tratamento. As alterações dos sabores "salgado" e "doce" são as mais frequentemente citadas, e a descrição de percepção de outros sabores, como o metálico, também é muito reportada.

Com a interrupção do tratamento quimioterápico, as células dos botões gustativos voltam a proliferar rapidamente e reno-

vam a estrutura das papilas gustativas e suas terminações nervosas. Isso explica o retorno das funções gustativas normais em períodos que podem oscilar entre 6 meses e 3 anos.

A quimioterapia pode provocar dano direto nas células dos botões gustativos ou então alterar indiretamente regiões do cérebro responsáveis pela percepção dos sabores, por intermédio da ação de citocinas inflamatórias (proteínas de sinalização celular que promovem, entre outras inúmeras ações, aumento da permeabilidade vascular, indução da diferenciação celular e recrutamento de células inflamatórias). Durante o crescimento neoplásico e o tratamento quimioterápico, há aumento substancial de citocinas inflamatórias em nível sistêmico. Essas citocinas atuam em diversos órgãos, principalmente endócrinos, e em regiões do cérebro responsáveis pela percepção do sabor e olfato. Esse fenômeno pode acontecer também em outras situações de inflamação sistêmica, como em pacientes com doenças infecciosas ou autoimunes, que frequentemente desenvolvem disgeusia.

As papilas gustativas são continuamente envolvidas por secreções salivares que ajudam na percepção dos sabores. A hipossalivação prejudica o paladar e aumenta a viscosidade da saliva, o que dificulta, além da sensação do paladar, a fala, mastigação e deglutição.

A neurotoxicidade, ototoxicidade e disgeusia causados pela cisplatina são efeitos colaterais amplamente conhecidos, com pouco efeito sobre o olfato. 5-FLU, oxaliplatina, metotrexato, ciclofosfamida e leucovorin são outros potentes causadores de disgeusia, podendo provocar gosto metálico. Ciclofosfamida, 5-FU e metotrexate podem ser encontrados na saliva, o que agrava a disgeusia.

Além dos quimioterápicos convencionais, medicamentos utilizados em terapia-

-alvo também têm sido associados à hipogeusia ou disgeusia. Exemplos são os inibidores de mTOR (everolimus) e inibidores de tirosina quinase (afatinibe, dacomitinibe). Os inibidores de angiogênese (sunitinibe, cabozantinibe) podem acarretar disgeusia grave em porcentagem alta de pacientes, sendo essa a segunda alteração mais comum na cavidade oral depois das estomatites. O vismodegibe particularmente afeta muito o paladar, pois inibe uma via de sinalização celular muito presente nos botões gustativos (a via Sonic Hedgehog). Alguns experimentos têm demonstrado redução do tamanho dos botões gustativos provocada por esse medicamento.

Medicamentos utilizados em imunoterapia são mais raros de provocar disgeusia. Raramente pacientes têm reportado alterações do paladar principalmente com nivolumabe, pembrolizumabe e crizotinibe.

Muitas drogas que podem ser prescritas durante o tratamento antineoplásico como suporte ou tratamento de comorbidades podem causar efeitos colaterais no sistema sensorial, interferindo na sensação do paladar, tais como ansiolíticos, anticonvulsivantes, antidepressivos, anti-histamínicos, anti-hipertensivos, antivirais, entre outros. Os medicamentos que causam redução da quantidade de zinco afetam com maior intensidade o paladar, pois o zinco é necessário para a renovação das células dos botões gustativos. São exemplos os anti-hipertensivos inibidores da enzima conversora da angiotensina, o quimioterápico cisplatina, alguns diuréticos (tiazidas), e a penicilamina (agente quelante que elimina o cobre e outros íons, utilizado em doenças reumáticas e urológicas).

Anti-inflamatórios e antibióticos também provocam alterações no paladar, tais como diclofenaco de sódio, ibuprofeno, cetoprofeno e nabumetona, aciclovir, ampicilina, tetraciclina e algumas sulfas. Alguns pacientes desenvolvem disgeusia provocada por esses medicamentos, referindo "sabor salgado" ou "sabor metálico" durante a ingestão alimentar. Nos pacientes idosos sob esses medicamentos, a disgeusia é mais intensa, o que sugere que, quanto maior a idade, menor a percepção do paladar para alguns sabores. Medicamentos como ampicilina diminuem a percepção de NaCl (cloreto de sódio), a tetraciclina interfere na percepção de KCl (cloreto de potássio), e aciclovir diminui a sensação do $CaCl^2$ (cloreto de cálcio).

■ **Transplante de células hematopoiéticas**

Praticamente todos os pacientes em alguma fase do TCH reportam disgeusia. A intensidade da alteração do paladar é diferente em cada fase do tratamento, assim como o sabor identificado. Em geral, o paladar normaliza entre 2 meses (em crianças) e 3 anos (em adultos) após a finalização do TCH. Essa diferença de tempo na recuperação é devido à maior capacidade de regeneração das células das papilas gustativas e maior plasticidade do sistema neurossensorial em crianças.

No tratamento de TCH, boa parte dos pacientes desenvolve algum grau de mucosite oral. Os pacientes que desenvolvem mucosite oral podem apresentar uma maior intensidade de disgeusia devido à perda de integridade epitelial. Modificações na expressão gênica e redução de mRNA, levando à redução da síntese proteica, estão atreladas à mucosite e podem contribuir também para a ausência de regeneração dos botões gustativos.

A disgeusia acarreta perda de peso substancial nos pacientes que fizeram TCH, observada durante o transplante ou tardiamente, até cerca de um ano pós-transplante.

■ **Métodos de classificação da disgeusia**

Para identificar o quadro de disgeusia, além da sensação e relato do paciente, existem alguns métodos quantitativos e qualitativos para melhor aferição desse efeito colateral. Um deles é a eletrogustometria, na qual é utilizada uma estimulação elétrica branda que gera sabor metálico ou azedo quando aplicado sobre receptores gustatórios. Outro teste é o das tiras gustativas, caracterizado pela apresentação de tiras de papel-filtro embebidas em 4 sabores (doce, salgado, azedo e amargo) em diferentes concentrações. Esse teste é capaz de avaliar diferentes áreas da língua e quantificar o grau da disgeusia. Existe também o teste das soluções aquosas contendo os 4 sabores básicos em concentrações diferentes: o paciente deve colocar a solução na cavidade oral, manter por 10 segundos e depois descartar, relatando o sabor sentido. O reconhecimento de diferentes testes gustativos e suas vantagens e desvantagens é importante no auxílio do diagnóstico das alterações de paladar.

## ≡ Prevenção e tratamento das alterações do paladar

É fundamental avisar o paciente da possibilidade de alterações do paladar durante e após o tratamento antineoplásico, preparando-o psicologicamente. O cirurgião-dentista pode fazer esse papel, durante o atendimento odontológico. Estudos demonstraram que os pacientes preparados psicologicamente para alterações gustativas podem tolerar esse efeito mais facilmente.

Antes da quimioterapia, os pacientes podem ser encorajados a experimentar novos produtos alimentares ou suplementos. Suco de limão e goma de mascar podem ser utilizados antes das refeições, para aumentar o fluxo salivar e tornar as refeições mais agradáveis. As refeições pequenas e frequentes devem ser estimuladas, uma vez que são mais bem toleradas pelos pacientes. A manutenção de uma boa higiene oral também contribui para a atenuação desse quadro.

Os próprios pacientes, ao perceberem que estão com paladar alterado, podem modificar seus hábitos alimentares ou adotar algumas estratégias para minimizar esse efeito, como o aumento da ingestão de alimentos gordurosos, condimentados ou adicionando algo doce às refeições. Os valores esperados de alteração de paladar em modalidades específicas de tratamento são necessários para melhorar a informação do paciente e adotar medidas para prevenção da perda do apetite e desnutrição.

A suplementação com zinco pode ser uma opção para pacientes submetidos à quimioterapia e radioterapia na região da cabeça e pescoço. Essa indicação deve ser feita em conjunto com o nutricionista e o médico do paciente.

Outra medida indicada é a crioterapia, procedimento utilizado durante o condicionamento quimioterápico com melfalano feito no TCH. Também é utilizado para outros quimioterápicos de meia-vida curta, como 5-FU. A crioterapia consiste na sucção de gelo pelo paciente durante 30 minutos da infusão da medicação e 30 minutos após a infusão, fazendo com que ocorra vasoconstrição e diminuição do fluxo sanguíneo para a cavidade oral, o que reduz a exposição da droga à mucosa oral. Esse procedimento reduz a severidade da mucosite oral, e alguns estudos têm demonstrado também redução da disgeusia.

## ≡ Referências

1. Argilles J, Busquets S, Stemmler B, Lopez-Soriano FJ. Cancer cachexia: understanding the molecular basis. Nature Reviews 2014; 14.
2. Belqaid K, Tishelman C, McGreevy J et al. A longitudinal study of changing characteristics of self-reported taste and smell alterations in patients treated for lung cancer. European Journal of Oncology Nursing; 2016; 232-241.
3. Berling K, Knutsson J, Rosenblad A, Unge M. Evaluation of electrogustometry and the filter paper disc method for taste assessment. Acta Oto-Laryngologica, 2011; 131;(5):488-493.

4. Bezinelli LM. Efeito dos agentes quimioterápicos antineoplásicos sobre a saliva e a glândula salivar. Monografia, curso de Especialização em Pacientes Especiais, Fundação para o Desenvolvimento Científico e Tecnológico da Odontologia da Faculdade de Odontologia da Universidade de São Paulo. São Paulo; 2009.

5. Boer CC, Correa MEP, Miranda ECM, de Souza CA. Taste disorders and oral evaluation in patients undergoing allogeneic hematopoietic SCT. Bone Marrow Transplantation 2010; 45:705-711.

6. Boltong A, Keast R. The influence of chemotherapy on taste perception and food hedonics: a systematic review. Cancer Treatment Reviews 2012; 38:152-163.

7. Brennan PA, Bradley KL, Brands M. Intensity--modulated radiotherapy in head and neck cancer: an update for oral and maxillofacial surgeons. British Journal of Oral and Maxillofacial Surgery 2017; (55):770-774.

8. Bressan V, Bagnasco A, Aleo G et al. The life experience of nutrition impact symptoms during treatment for head and neck cancer patients: a systematic review and meta-synthesis. Support Care Cancer. 2017; 25:1699-1712.

9. Bressan V, Stevanin S, Bianchi M, Aleo G, Bagnasco A, Sasso L. The effects of swallowing disorders, dysgeusia, oral mucositis and xerostomia on nutritional status, oral intake and weight loss in head and neck cancer patients: A systematic review. Cancer Treatment Reviews. 2016; 45:105-119.

10. Burlage FR, Coppes RP, Meertens H, Stokman MA, Vissink A. Parotid and submandibular/sublingual salivary flow during high dose radiotherapy. Radiotherapy and Oncology. 2001; 61:271-274.

11. Chaveli-Lopez B. Oral toxicity produced by chemotherapy: A systematic review. J Clin Exp Dent. 2014;6(1):e81-90.

12. Dahllof G, Wondimu B, Barr-Agholme M, Garming-Legert K, Remberger M, Ringden O. Xerostomia in children and adolescents after stem cell transplantation conditioned with total body irradiation or busulfan. Oral Oncology. 2011; 47:915-919.

13. Doty RL, Shah M, Bromley SM. Drug-induced taste disorders. Drug Saf. 2008;31(3):199-215.

14. Falcão DP, da Mota MH, Pires AL, Bezerra ACB. Sialometry: aspects of clinical interest. Rev Bras Reumatol. 2013; 53(6):525-531.

15. Fox NF, Xiao C, Sood AJ et al. Hyperbaric oxygen therapy for the treatment of radiation-induced xerostomia: a systematic review. Oral Surg Oral Med Oral Pathol Oral Radiol. 2015;120:22-28.

16. Gamper EM, Zabernigg A, Wintner LM et al. Coming to your senses: detecting taste and smell alterations in chemotherapy patients: a systematic review. J Pain Symptom Manage 2012;44:880-895.

17. Hanchanale S, Adkinson L, Daniel S, Fleming M, Oxberry SG. Systematic literature view: xerostomia in advanced cancer patients. Support Care Cancer 2015; 23:881-888.

18. Humphrey SP, Williamson RT. A review of saliva: Normal composition, flow and function. J Prosthet Dent 2001;85:162-9.

19. Jensen SB, Mouridsen HT, Reibel J, Brunner N, Nauntofte B. Adjuvant chemotherapy in breast cancer patients induces temporary salivary gland hypofunction. Oral Oncology. 2008; 44:162-173.

20. Jensen SB. Clinical management of cancer therapy-induced salivar gland hypofunction and xerostomia. AAOM 2016; 122:3.

21. Jha N, Seikaly H, Harris J, et al. Prevention of radiation induced xerostomia by surgical transfer of submandibular salivary gland into the submental space. Radiotherapy and Oncology. 2003; 283-289.

22. Jham BC, Chen H, Carvalho AL, Freire AR. A randomized phase III prospective trial of bethanechol to prevent mucositis, candidiasis, and taste loss in patients with head and neck undergoing radiotherapy: a secondary analysis. Journal of oral Science 2009; 51(4):565-572.

23. Kong X, Kong Y. Evidence from a meta-analysis: is nivolumab neurotoxic in cancer patients? OncoTargets and Therapy. 2017; 10:1335-1344.

24. Laaksonen M, Ramseier AM, Rovó A, et al. Longitudinal assessment of hematopoietic stem cell transplantation and hyposalivation. J Dent Res. 2011; 90(10):1177-1182.

25. McNabb PC, Tomasi TB. Host defense mechanisms at mucosal surfaces. Ann. Rev. Micrbiol 1981; 35:477-96.

26. Michaelsen SH, Gronhoj C, Michaelsen JH, Friborg J, Buchwald C. Quality of life in survivors oforopharyngeal cancer: a systematic review and meta-analysis of 1366 patients. European Journal of Cancer 2017, 78:91-102.

27. Morandi GB, Madana J, da Silva SD et al. Survival and quality of life in oropharyngeal cancer patients treated with primary chemoradiation after salivary gland transfer. The Journal of Laryngology & Otology. 2016; 130:755-762.

28. Murtaza B, Hichami A, Khan AS, Ghiringhelli F, Khan N. Alteration in taste perception in cancer: causes and strategies of treatment. Front. Physiol. 2017; 8:134.

29. Nutting CM, Morden JP, Harrington KJ et al. Parotid-sparing intensity modulated versus conventional radiotherapy in head and neck cancer (PARSPORT): a phase 3 multicentre randomised controlled trial. Lancet Oncol. 2011; 12:127-36.

30. Ponticelli E, Clari M, Frigerio S. Dysgeusia and health-related quality of life of cancer patentes

receiving chemotherapy: a cross-sectonal study. Eur J Cancer Care 2017; 26.

31. Rehwdalt M, Wickham R, Purl S et al. Self-care strategies to cope with taste changes after chemotherapy. Oncol Nurs Forum. 2009 March; 36(2):47-56.

32. Roskies M, Kay-Rivest E, Mascarella MA, Sultanem K, Mlynarek A, Hier M. Survival outcomes in patients with oropharyngeal cancer treated with carboplatin/paclitaxel and concurrent radiotherapy. Journal of Otolaryngology – Head and Neck Surgery 2016; 45:50.

33. Slomiany BL, Murty VLN, Piotrowsky J, Slomiany A. Salivary mucins in oral mucosal defense. Gen. Pharmac. 1996; 27 (5):761-771.

34. Teshima K, Murakami R, Yoshida R, et al. Histopathological changes in parotid and submandibular glands of patients treated with preoperative chemoradiation therapy for oral cancer. J. Radiat. Res. 2012, 53:492-496.

35. Vainstein JM, Samuels S, Tao Y et al. Impact of xerostomia on dysphagia after chemotherapy-intensity-modulated radiotherapy for oropharyngeal cancer: Prospective longitudinal study. Head Neck 2016; 1605-1612.

36. Wang H, Zhou M, Brand J, Huang L. Inflammation and taste disorders mechanisms in taste buds. Acad. Sci. 2009, 1170: 596-603.

37. Wolff A, Joshi RK, Ekström J, Aframian D, Pedersen AM, Proctor G et al. A Guide to medications inducing salivary gland dysfunction, xerostomia, and subjective sialorrhea: a systematic review sponsored by the world Workshop on oral medicine VI. Drugs RD. 2017 Mar;17(1): 1-28.

38. Yang W, Liao G, Hakim SG, Ouyang D, Ringash J, Su Y. Is pilocarpine effective in preventing radiation-induced xerostomia? a systematic review and meta-analysis. Int J Radiation Oncol Biol Phys. 2016; 94(3):503-511.

# Capítulo 9

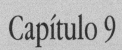

Luciana Corrêa

# Principais infecções oportunistas em cavidade oral

O objetivo deste capítulo é descrever as principais infecções em cavidade oral que podem estar presentes no paciente oncológico, enfatizando suas características clínicas e o manejo odontológico.

## ≡ Infecções oportunistas no paciente oncológico

As infecções oportunistas são aquelas que ocorrem em função da queda da defesa imune inata no paciente imunocomprometido. Os pacientes oncológicos são de alto risco para infecções na cavidade oral e outras infecções localizadas ou sistêmicas, em função de vários fatores, que incluem:

a) Comprometimento nutricional, energético e estrutural em função da doença primária.

b) Recentes avanços nos protocolos terapêuticos, que incluem doses mais altas (ainda que fracionadas e de toxicidade controlada).

c) Uso frequente de cateteres, que constituem porta de entrada para micro-organismos.

d) Alterações nos protocolos de profilaxia antimicrobiana, que têm modificado a incidência das infecções, sua evolução e suas manifestações clínicas.

e) Difícil diagnóstico das manifestações clínicas, que, por vezes, confundem-se com estados de toxicidade provocados pelo tratamento antineoplásico.

Um dos sinais da infecção é a febre. Contudo, nos pacientes oncológicos, esse sinal pode estar presente como uma reação ao tumor, tal como em linfomas, leucemias, carcinoma de células renais e metástases, principalmente hepáticas. A febre pode também se manifestar nos pacientes em que foi necessária transfusão de produtos do sangue e de drogas que possam acarretar modificação no padrão de citocinas e no sistema de termorregulação corpórea. Alterações circulatórias e pulmonares nos pacientes oncológicos também podem acarretar febre, tais como embolia, trombose ou atelectasia (colapso dos alvéolos pulmonares derivado de obstrução das vias aéreas, excesso de muco ou presença de tumor). É importante comentar que as manifestações da febre de causa neoplásica e da febre originária da disseminação de micro-organismos são diferentes. Na febre provocada pelo estado neoplásico, o paciente não exibe calafrios e tremores; já na infecciosa, tremores e arrepios são comuns. Além disso, a febre de natureza infecciosa frequentemente não responde a doses pequenas de anti-inflamatórios não esteroidais, enquanto a febre de natureza neoplásica cede a pequenas doses de antitérmicos. O cirurgião-dentista deve se inteirar dessas diferenças para poder distinguir a febre que o paciente está exibindo, se é de causa infecciosa ou não, e se esta causa está associada à cavidade bucal.

O Quadro 9.1 resume alguns dos fatores que podem predispor a infecções no paciente oncológico, além do estado de imunossupressão. Especialmente para a odontologia, a perda de continuidade epitelial, tanto na pele quanto nas mucosas, pode constituir porta de entrada para micro-organismos. Hematomas derivados de problemas de coagulação também podem servir como matriz para crescimento de bactérias. Disfunções neurológicas podem levar ao acúmulo de secreções nos pulmões, bem como à aspiração de biofilme de outras regiões, incluindo a cavidade oral, acarretando infecções nosocomiais a partir de patógenos derivados do biofilme oral e de outras regiões. As comorbidades, em especial o diabetes *mellitus*, são condições que podem favorecer a imunossupressão e o aparecimento de infecções. Por fim, infecções latentes, particularmente as virais, podem reativar e se manifestar na cavidade oral.

---

**Quadro 9.1**
**Fatores de risco para infecções nos pacientes oncológicos.**

- Imunodeficiência associada a doenças malignas.
- Imunodeficiência provocada pelo tratamento antineoplásico.
- Desnutrição.
- Obstrução de vias circulatórias.
- Hematoma derivado de problemas de coagulação.
- Atelectasia.
- Cateteres intravasculares.
- Cateteres percutâneos para drenagem.
- Perda da continuidade epitelial na pele e em mucosas.
- Alteração da flora em função de terapia profilática com antibióticos.
- Ativação de infecções latentes (citomegalovírus, herpes-vírus, micobactéria, micro-organismos relacionados a micoses e a toxoplasmose).
- Disfunções neurológicas.
- Transfusão de produtos do sangue.
- Comorbidades (doença pulmonária obstrutiva crônica, diabetes *mellitus*, disfunção hepática).

Fonte: Adaptado de Emmanouilides, Glaspy, 1996.

---

As infecções oportunistas podem ser derivadas de estados de neutropenia ou de alterações da imunidade celular e humoral, na qual há mais alterações de linfócitos T e B. Um estado neutropênico no indivíduo adulto é definido quando há menos que 1.000 neutrófilos/mm$^3$ no sangue periférico (o limite mínimo normal seria 1.800/mm$^3$, e o limite normal 8.000/mm$^3$). Embora seja difícil muitas vezes reconhecer à qual deficiência celular a infecção se relaciona, em geral, admite-se que os estados de neutropenia predispõem a patógenos extracelulares (bactérias e fungos em geral); já a redução da imunidade humoral (mediada principalmente por linfócitos B) acarreta em baixa produção de anticorpos, afetando a defesa também contra patógenos extracelulares; as deficiências na imunidade celular (ligadas a linfócitos T) predispõem a infecções por patógenos intracelulares (vírus, fungos, bactérias e parasitas). As informações do hemograma devem estar sempre atualizadas para que se consiga interpretar o estado imunológico do paciente.

Um conceito importante dentro da oncologia é o de neutropenia febril. É definida como um aumento de temperatura > 38,0 °C sustentado por 1 hora, associado a uma contagem absoluta de neutrófilos < 1.000 células/mm$^3$, com expectativa de redução para < 500 células/mm$^3$. Esse estado é provocado por quimioterapia mielossupressora, que leva à redução de neutrófilos. Está associada a infecções, por exemplo, por bactérias Gram-positivas. Muitas vezes se reduz a dose ou se modifica o regime de ciclos de tratamento em função da neutropenia febril. Alterações na cavidade oral, incluindo focos de infecção ativos e mucosite oral, são levadas em consideração no paciente oncológico para avaliar o risco de ele ter neutropenia febril durante o tratamento quimioterápico e se são necessárias profilaxia antibiótica e prescrição de fatores de crescimento, para estimular a produção de neutrófilos. Por isso, a adequação do meio bucal previamente ao tratamento e a monitorização constante da cavidade bucal acerca da presença de infecções oportunistas são fundamentais para diminuir o risco de neutropenia febril. O Capítulo *Princípios gerais do manejo odontológico* descreve essa etapa de adequação e monitorização da cavidade oral.

## ≡ Principais infecções oportunistas na cavidade oral

### ■ Infecções bacterianas

A presença de bactérias na cavidade oral é fundamental para a manutenção da saúde bucal, incluindo das superfícies dentárias e da mucosa oral. O equilíbrio da flora bacteriana depende fundamentalmente da integridade dessas superfícies, do fluxo salivar, dos constituintes salivares e da defesa imunológica, principalmente da defesa inata, presente na mucosa oral e nos tecidos periodontais. A integridade da mucosa oral é particularmente afetada pelo tratamento antineoplásico, tanto pela quimioterapia quanto pela radioterapia, o que reflete diretamente sobre as condições do biofilme dentário, principalmente no tocante ao seu papel fisiológico no reparo da superfície mucosa. Ao mesmo tempo, o tratamento antineoplásico interfere drasticamente no fluxo e nos constituintes salivares, levando a estados de xerostomia que podem predispor ao aumento da quantidade de placa bacteriana e a modificações da flora bacteriana.

Em função desse quadro, estudos recentes têm associado piora das condições de saúde periodontal e aumento do risco de cárie em pacientes oncológicos, principalmente aqueles que sofreram radioterapia. Apesar de não serem infecções oportunistas, essas condições são importantes e serão descritas a seguir. Também serão descritas as infecções bacterianas oportunistas propriamente ditas, de importância nos pacientes oncológicos: actinomicose, tuberculose e sífilis.

## Cáries dentárias preexistentes e cárie por irradiação

Cáries dentárias previamente existentes antes da radioterapia podem progredir mais rápido após a finalização do tratamento, devido à alteração dos mecanismos de desmineralização e remineralização, derivados das modificações salivares. O aumento de lesões brancas na superfície dentária também é descrito em pacientes que sofreram radioterapia.

A cárie por radiação é caracterizada pela presença de cáries rampantes, disseminadas, de evolução rápida e grande destruição. As lesões se encontram em locais atípicos, nos quais não há ocorrência das cáries convencionais, por exemplo, na região cervical de dentes anteriores. Comumente exibem coloração amarronzada ou enegrecida, ocupando toda a superfície oclusal e incisal. A hipótese mais aceita do aparecimento dessas cáries é que estas seriam decorrentes das alterações na superfície dentária em função da xerostomia derivada da radiação. Outra possibilidade são as alterações na microestrutura e nos componentes da dentina e do esmalte provocadas pelo tratamento radioterápico, levando a modificações da microdureza e aumentando a suscetibilidade aos ácidos secretados pelas bactérias. Mudança na dieta e dificuldade de higienização dentária nos pacientes com mucosite também são fatores que podem predispor à cárie de radiação. A incidência é por volta de 20 a 21% nos pacientes tratados, respectivamente, com radiação e quimioterapia associada à radiação.

Em geral, a prevenção dessas lesões consiste na aplicação profissional de flúor (gel de fluoreto de sódio a 1,1%) enquanto persistir a xerostomia. O controle rigoroso da higiene bucal e a recomendação de uso de dentifrício contendo flúor também são essenciais. As restaurações devem ser executadas logo no início das lesões, principalmente se estas estiverem na junção amelocementária, local onde evoluem rapidamente. Deve-se optar por materiais adesivos que demandam técnica restauradora minimamente invasiva, tais como resina de ionômero de vidro, cimento convencional de ionômero de vidro e adesivos dentinários. Deve-se também realizar aplicação tópica de flúor por tempo indeterminado após o encerramento da radioterapia.

## Doença periodontal

Há alguns indícios na literatura de que os pacientes oncológicos submetidos à radiação de cabeça e pescoço tenham uma piora das condições periodontais, principalmente em função da xerostomia e das alterações da flora periodontopatogênica. Há abordagem semelhante para pacientes sob transplante de células hematopoiéticas, em que se pode observar acúmulo de placa bacteriana supra e subgengival, levando ao aumento da frequência de sangramento gengival e, ocasionalmente, da profundidade da bolsa periodontal. Ainda, a doença periodontal avançada tem sido associada a várias condições sistêmicas, predispondo a situações de bacteremia e participando de processos de disbiose, principalmente intestinal, em pacientes oncológicos. Nesse caso, a hipótese vigente é que as bactérias periodontopatogênicas chegam ao intestino e modificam a flora local, tornando-se, inclusive, mais patogênicas. Esse fato facilitaria a disseminação bacteriana, principalmente por via sanguínea, afetando sistemicamente o paciente. Ao mesmo tempo, observa-se modificação das espécies bacterianas encontradas no biofilme do periodonto. O significado dessas modificações quanto à evolução da doença periodontal é ainda desconhecido.

Alguns estudos também descrevem associação entre doença periodontal e necro-

ses ósseas, incluindo osteonecrose derivada de medicamentos e osteorradionecrose. As explicações se baseiam na necessidade de extração de dentes com comprometimento periodontal no paciente oncológico, predispondo-o a dificuldades de reparo ósseo inerentes à administração de medicamentos antirreabsortivos e à radioterapia.

Os pacientes oncológicos podem ainda manifestar a gengivite ulcerativa necrotizante, na qual a gengiva marginal exibe áreas extensas de necrose, com pseudomembrana esbranquiçada e sangramento espontâneo ou à sondagem. Halitose e gosto metálico na boca são sinais e sintomas característicos. Ligeiro aumento da temperatura corpórea, linfoadenopatia e mal-estar também podem estar associados ao quadro.

O manejo da doença periodontal previamente ao tratamento radioterápico é fundamental. Não há consenso entre as recomendações de manejo da doença periodontal, mas parece ser necessária a remoção de dentes com perda de inserção importante ou com alta mobilidade. Bochechos de clorexidina (0,12 a 0,2%) também são recomendados para os pacientes portadores de doença periodontal e para aqueles com dificuldades de remoção adequada de biofilme oral. O Capítulo *Princípios gerais do manejo odontológico* descreve amplamente essas medidas.

## Actinomicose

A actinomicose é causada por *Actinomyces* sp., bacilo anaeróbico Gram-positivo usualmente encontrado na cavidade oral. *Actinomyces israelli* é a espécie mais comum causadora de lesões orais, que se restringem, na grande maioria dos casos, aos tecidos moles, principalmente na região cervicofacial, quando então pode ser confundida com lesões neoplásicas malignas. Na cavidade oral, manifesta-se como massas elevadas ou abscessos. Pode ocorrer também na glândula parótida, sob a forma de massas tumorais. O acometimento do tecido ósseo é mais raro; quando presente, origina um quadro de osteomielite, principalmente na mandíbula. Nesse caso, um trauma prévio, como extrações dentárias, pode anteceder o quadro infeccioso. O tratamento consiste na administração de antibióticos de amplo espectro, principalmente de penicilina.

## Tuberculose

A infecção por *Mycobacterium tuberculosis* na cavidade oral é bastante rara, mas pode acontecer nos indivíduos imunocomprometidos, principalmente no Brasil, onde a doença é endêmica. A forma secundária da doença consiste na reativação da infecção localizada nos pulmões, com posterior disseminação para outros órgãos, principalmente linfonodos. Na cavidade oral, os sítios de acometimento são gengiva, mucosa jugal e palato. Em geral, observam-se lesões granulomatosas ou lesões ulcerativas isoladas ou múltiplas, que podem ser confundidas com carcinoma epidermoide bucal, lesões sifilíticas e úlceras traumáticas. O diagnóstico depende de provas pulmonares, teste de Mantoux, exames de imagem pulmonar e citológico ou biópsia das lesões, com colorações especiais para visualização dos bacilos. O tratamento consiste na administração de vários antibióticos combinados, incluindo isoniazidas, rifampicina, etambutol e estreptomicina. Resistência microbiana ao tratamento pode ser observada.

## Sífilis

A sífilis é uma doença sexualmente transmissível causada pelo *Treponema pallidum*, que pode infectar a cavidade oral nas diversas fases da doença: primária, secundária (com maior frequência), latente e terciária. Manifesta-se sob inúmeras for-

mas, sendo apelidada de "a grande imitadora", fato que muitas vezes a torna subdiagnosticada. Pode aparecer sob a forma de placas esbranquiçadas, isoladas ou múltiplas, lesões ulcerativas recobertas por pseudomembrana acinzentada, ou então lesões verrucosas, com aspecto de leucoplasia. Essas lesões estão presentes na mucosa labial, palato duro, língua e mucosa jugal. *Rash* cutâneo pode acompanhar as lesões na cavidade oral. A forma terciária da doença envolve a formação da goma sifilítica, lesão granulomatosa nodular na língua ou no palato duro, que pode destruir o tecido ósseo. O diagnóstico inclui biópsia das lesões bucais e testes sorológicos treponêmicos. O tratamento é feito com antibióticos de amplo espectro, principalmente penicilina e eritromicina.

## ■ Infecções fúngicas

Em termos sistêmicos, as infecções fúngicas mais comuns nos pacientes oncológicos, em particular aqueles portadores de doenças hematológicas e aqueles submetidos a transplante de células hematopoiéticas, envolvem patógenos do gênero *Candida*. Há também relatos importantes acerca de outras infecções fúngicas, tais como mucormicose, histoplasmose e aquelas por *Aspergillus* e *Fusarium*. Nos pacientes críticos, a maior frequência de mortalidade ocorre nas infecções por mucormicose, seguida de fusariose, aspergilose e candidíase. Com exceção da candidíase, as demais infecções são raras no indivíduo sem comprometimento sistêmico, mas podem surgir nos pacientes oncológicos com imunossupressão. O Quadro 9.2 resume as principais infecções fúngicas que podem ocorrer na cavidade bucal como infecções oportunistas. A seguir, serão descritas as infecções com risco potencial de alta morbidade e mortalidade dos pacientes oncológicos.

**Quadro 9.2**
**Infecções fúngicas oportunistas na cavidade oral.**

- Aspergilose;
- Blastomicose;
- Candidíase;
- Coccidioidomicose;
- Criptococose;
- Histoplasmose;
- Mucormicose;
- Paracoccidioidomicose;
- Peniciliose;
- Ficomicose;
- Esporotricose.

Fonte: Elaborado pela autoria.

## Candidíase oral

Dentre as inúmeras infecções que podem acometer a cavidade bucal durante o regime radio e quimioterápico, a mais frequente é a candidíase. A infecção por *Candida* durante o tratamento antineoplásico é considerada de alto risco para a disseminação sistêmica do fungo, fato que é considerado de alta mortalidade. O fungo é comensal na flora da cavidade bucal em 30 a 50% dos indivíduos, sendo assintomático. Considerando as 150 espécies de *Candida* até então descritas, a *C. albicans* é mais frequente em indivíduos adultos saudáveis e o principal gênero isolado nas lesões sintomáticas presentes em pacientes imunossuprimidos.

A patogenia da infecção por *Candida* é multifatorial. Em particular para os pacientes onco-hematológicos, destacam-se a xerostomia e a imunossupressão. A saliva possui, por exemplo, vários elementos neutralizadores de fungos (as chamadas histatinas), responsáveis pelo equilíbrio da flora microbiana. Com a redução do fluxo salivar e as alterações dos constituintes salivares decorrentes do tratamento antineoplásico, a suscetibilidade à candidíase aumenta. A imunossupressão contribui para esse quadro em função do comprometimento da imunidade imediata, expondo a barreira epitelial ao crescimento do fungo. Outro aspecto é a redução do fluxo sanguíneo na mucosa bucal decorrente da radioterapia, gerando alterações no teor de oxigênio e nutrientes e favorecendo o crescimento do fungo. A higiene oral deficiente também predispõe à candidíase. A *C. albicans* pode originar um biofilme bem aderido à superfície da mucosa bucal, fato que aumenta sua virulência e patogenicidade, bem como a torna mais resistente às defesas inatas da mucosa e a agentes terapêuticos externos.

A candidíase pode se manifestar sob diferentes formas, sendo as mais comuns as variantes eritematosa e pseudomembranosa. Em geral, o diagnóstico de candidíase é relativamente fácil, haja vista o fato de que a maioria dos casos vem acompanhada de sintomatologia, tais como prurido e ardor. O diagnóstico diferencial deve incluir outras lesões fúngicas e virais, líquen plano, leucoplasia, reação imune a drogas medicamentosas e mucosite oral. A citologia esfoliativa pode confirmar a presença do fungo na maioria dos casos.

O tratamento da candidíase oral deve ser realizado prontamente após o diagnóstico definitivo e a análise das condições bucais e sistêmicas do paciente. Deve-se considerar inicialmente a necessidade de bochechos com clorexidina em solução não alcoólica, principalmente quando a higiene bucal é inadequada ou o paciente está inapto para executá-la. Vale dizer que as soluções antimicrobianas possuem grande eficácia contra *C. albicans*, sendo muitas vezes superiores aos antifúngicos convencionais.

Os antifúngicos tópicos geralmente são bem absorvidos pelo epitélio da cavidade bucal e suficientes para matar as hifas que estão colonizando essa superfície. Para o tratamento inicial de indivíduos imunocompetentes, sem lesões erosivas extensas, é recomendada solução de nistatina e de anfotericina B, ou gel de miconazol, por pelo menos uma semana, até a remissão dos sintomas. Esse prazo pode ser prolongado caso os sintomas persistam. Se for adotada solução de nistatina, esta não pode ser administrada em conjunto com bochechos de clorexidina, pois essas duas drogas se unem e neutralizam uma a outra, levando à ineficiência no tratamento. Deve-se lembrar também que, em muitas situações, como no transplante de células hematopoiéticas, o paciente já está sob profilaxia com antifúngicos sistêmicos, normalmente fluconazol. Esses pacientes, ainda assim, podem manifestar candidíase oral, que exibe boa remissão com o tratamento tópico na cavidade bucal.

O miconazol sob a forma de gel, ao contrário da nistatina e da anfotericina B, é rapidamente absorvido no trato digestivo, exercendo interações medicamentosas com outras drogas. Seu uso, portanto, pode não ser recomendável para pacientes sob múltiplas medicações. O uso repetido de miconazol pode também promover seleção de fungos resistentes, o que pode comprometer uma possível terapia sistêmica, principalmente em pacientes imunocomprometidos.

Os antifúngicos sistêmicos, seja por via oral, seja por via endovenosa, são principalmente o fluconazol e o itraconazol. Vale lembrar que, se o paciente manifestar xerostomia, a eficácia dos antifúngicos sistêmicos pode ser reduzida, dada a importância da saliva para distribuir a droga na cavidade bucal. Vale dizer que o tratamento das candidíases orais nos pacientes oncológicos que exibem imunossupressão, principalmente naqueles com neutropenia severa, é fundamental e deve ser instituído imediatamente após o aparecimento dos primeiros sintomas, para evitar candidemia.

A Tabela 9.1 mostra as principais posologias para a utilização de antifúngicos em pacientes oncológicos, bem como suas contraindicações.

**Tabela 9.1**
**Posologia e contraindicações dos antifúngicos recomendados para o tratamento da candidíase bucal.**

| Antifúngico | Posologia | Contraindicações |
|---|---|---|
| **Tópico** | | |
| Nistatina – suspensão (100.000 U/mL) | • Bochecho com 5 a 10 mL, seguido de eliminação, 3 vezes ao dia. | • Hipersensibilidade à droga. |
| Nistatina – creme ou pomada (100.000 U/g) para usuários de próteses | • Aplicar sobre a dentadura 3 vezes ao dia. | • Hipersensibilidade à droga; diabetes *mellitus*(*). |
| Clotrimazol – creme (1%) para usuários de próteses | • Aplicar sobre a dentadura 3 vezes ao dia. | • Hipersensibilidade à droga. |
| Clotrimazol – pastilha (10 mg) | • Dissolver na boca 5 vezes ao dia durante 14 dias. | • Hipersensibilidade à droga; disfunção hepática. |
| Cetoconazol (200 mg) | • 1 a 2 tabletes, 4 vezes ao dia. | • Disfunção hepática. |
| Clorexidina – solução | • Bochecho com 5 a 10 mL por 1 minuto, 3 vezes ao dia. | • Hipersensibilidade à droga. |
| **Sistêmico** | | |
| Fluconazol (100 mg) | • 1 comprimido, 1 vez ao dia. | • Disfunção hepática ou renal; uso de anticoagulante (warfarin). |

(*) Devido à presença de açúcares em sua composição, a nistatina tópica não está indicada para diabéticos.
Fonte: Adaptada de Hancock et al., 2003.

## Apergilose

Depois da candidíase, a aspergilose é a segunda infecção fúngica de maior ocorrência nos pacientes críticos, incluindo os portadores de neoplasias malignas e aqueles submetidos a transplante de células hematopoiéticas. A aspergilose é causada pelo *Aspergillus* sp., gênero que é composto por mais de 800 espécies. Na cavidade oral, as lesões surgem em decorrência da forma invasiva da doença, a qual está associada ao *Aspergillus fumigatus*. Ocorre associada à rinossinusite, disseminando-se para a cavidade bucal por intermédio de lesões periapicais nos dentes maxilares ou comunicação bucossinusal. Há situações mais raras de infecção cerebral com posterior disseminação para a mucosa bucal por via hematogênica. As manifestações clínicas são variáveis, observando-se desde aumento de volume de coloração arroxeada, nas formas iniciais da infecção, até úlceras e áreas necróticas amplas, com pseudomembrana branco-acinzentada superficial ou exibindo pigmentação escurecida. Destruição óssea está frequentemente presente, por vezes sob a forma de osteomielite. O tratamento consiste na administração de antifúngicos (anfotericina B e voriconazol), associada à remoção cirúrgica dos focos de infecção, incluindo os da cavidade bucal. A remissão do estado de imunossupressão também é importante para a cura das lesões.

## Mucormicose

A mucormicose, também denominada zigomicose, é causada por zigomicetos, que podem ser aspirados ou penetram no corpo humano pela pele. Os fatores de risco para essa infecção incluem diabetes descompensado (com episódios de cetoacidose), drogas intravenosas, terapia com agentes quelantes, doses altas de glicocorticoides, hemodiálise e desnutrição. Alguns desses fatores podem estar presentes no paciente oncoló-

gico. Em geral, as lesões aparecem no palato, cavidade nasal e seios maxilares. São lesões bem destrutivas, que provocam necrose óssea e dos tecidos moles, exibindo, por vezes, pigmentação escurecida. Se disseminadas, podem se estender para órbita e cérebro, sendo de alta morbidade. O tratamento é sistêmico, sendo de primeira linha a anfotericina B. Quando a lesão é disseminada e o tratamento com anfotericina B não é precoce, a mortalidade é alta para essa infecção fúngica. É fundamental o médico se inteirar dessa infecção e participar da decisão terapêutica, uma vez que o comprometimento sistêmico é frequente e letal.

## Histoplasmose

Histoplasmose é uma infecção fúngica pulmonar causada pelo *Histoplasma capsulatum*, que raramente afeta a cavidade oral, disseminando-se por via hematogênica em situações de imunossupressão. O contágio é feito pela inalação dos esporos. Manifesta-se como lesões ulceradas, de aspecto crônico, de difícil reparo e sintomatologia dolorosa variável. Um diagnóstico diferencial para essas lesões é o carcinoma epidermoide bucal, que deve ser afastado mediante biópsia do local. Geralmente, o tratamento consiste na preservação do paciente até que a infecção se cure espontaneamente; contudo, para pacientes imunossuprimidos, a administração de antifúngicos pode ser necessária, devendo ser feita com itraconazol.

## Fusariose

A fusariose é descrita principalmente nos pacientes imunossuprimidos portadores de doenças hematológicas ou que sofreram transplantes sólidos ou de células hematopoiéticas. Existem mais de 200 espécies de *Fusarium* sp., sendo a *Fusarium solani* a espécie mais comum nos casos invasivos. São raros os casos descritos na cavidade bucal; em geral, as formas disseminadas originam lesões na pele, trato respiratório, esôfago e estômago. Nesses dois últimos locais, a infecção tem sido associada ao aparecimento de carcinoma no local. Na mucosa oral, o fungo se manifesta sob a forma de úlceras localizadas, que se estendem até o tecido ósseo, destruindo-o. O tratamento é feito com anfotericina B, voriconazol ou posaconazol.

## ■ Infecções virais

As principais infecções virais presentes no paciente oncológico são da família herpes-vírus, que incluem: 1) o vírus herpes simples dos tipos 1 e 2 (HSV-1 e HSV-2), que causam, respectivamente, o herpes labial e o herpes genital; 2) o vírus varicela zóster, causador da catapora e do herpes-zóster; 3) o vírus Epstein-Barr (EBV), causador da mononucleose; 4) e o citomegalovírus (CMV).

Além dos herpes-vírus, os pacientes oncológicos podem ter manifestações bucais de enterovírus, paramixovírus e papiloma vírus humano.

### Herpes-vírus do tipo 1

A infecção por HSV-1 é a mais comum entre as infecções virais que podem acometer o paciente onco-hematológico. O vírus penetra nas células epiteliais, onde se replica, e depois se desloca para os nervos, onde se mantém latente. Quando infectante, se desloca para as células epiteliais novamente por meio de terminações nervosas, onde origina infecções primárias, tais como gengivoestomatite herpética aguda. Estima-se que cerca de 80% da população mundial seja portadora da forma latente do vírus. A manifestação da infecção nos pacientes imunocomprometidos é um pouco diferente daquela observada, por exemplo, para o herpes labial recorrente em indivíduos imunocompetentes. Nesses indivíduos, destaca-se uma fase prodrômica bem sintomática, seguida da presença de vesículas e depois de crostas. Em geral, nos pacientes imunossu-

primidos, tratados com radioterapia e quimioterapia, as lesões ocorrem sob a forma de úlceras dolorosas e disseminadas, que demandam longo período de reparo.

Há relatos de que cerca de 50 a 60% dos pacientes soropositivos para HSV, submetidos a transplantes de células-tronco hematopoiéticas, exibirão infecções herpéticas no período de 5 semanas após o transplante. O diagnóstico diferencial no paciente onco-hematológico inclui principalmente outras lesões virais, mucosite oral, doença do enxerto contra o hospedeiro (DECH), eritema multiforme, síndrome de Stevens-Johnson e estomatite aftosa recorrente.

O tratamento do herpes labial recorrente pode ser feito por intermédio da administração tópica de aciclovir (5% em creme), penciclovir (1% em creme) e docosanol (10% em creme). Esses agentes devem ser aplicados logo na fase prodrômica, antes das vesículas. Para as lesões severas por herpes-vírus nos pacientes imunocomprometidos, pode ser necessária a administração sistêmica de aciclovir, ganciclovir e valaciclovir. Nesses casos, é necessária a participação da equipe médica para estabelecer a posologia mais adequada ao paciente.

### Epstein-Barr vírus e citomegalovírus

As infecções orais por CMV e EBV em pacientes imunocomprometidos são associadas à alta infectividade do vírus, sendo importante o controle imediato da infecção. Têm significado clínico importante principalmente em pacientes transplantados, sendo a causa do insucesso do transplante em muitas situações. Podem estar presentes na doença periodontal, sendo uma das causas da progressão severa da doença. A manifestação bucal do EBV é principalmente a leucoplasia pilosa; já as infecções por CMV podem aparecer principalmente sob a forma de úlceras bucais não específicas, múltiplas ou isoladas. Essas úlceras podem estar coinfectadas por outros vírus, como HSV e varicela zóster. Pode também haver sintomatologia dolorosa nas glândulas salivares, local onde o vírus costuma se alojar.

É importante mencionar que infecções por CMV são frequentes em pacientes transplantados, sendo a causa, muitas vezes, do insucesso do transplante. O vírus pode se alojar no trato oral e gastrointestinal, bem como nas glândulas salivares, causando por vezes xerostomia. O tratamento é feito em conjunto com a equipe médica, sendo administrado, em geral, ganciclovir. Já as infecções por EBV podem se manifestar sob a forma de leucoplasia pilosa. Essa lesão pode estar presente em pacientes sob quimioterapia para tratamento de leucemia mieloide aguda, leucemia linfocítica aguda e mieloma múltiplo. Nesse caso, altas doses de ganciclovir por via oral podem ser eficazes para a remissão da lesão. Terapia alternativa tópica pode ser feita com resina podofilina adicionada de aciclovir 5% ou violeta genciana.

## Enterovírus

Os enterovírus são classificados em echovirus, poliovírus e coxsackievirus A e B. As doenças mais significativas ligadas a esses vírus são a herpangina, síndrome mão-pé-boca e faringite linfonodular.

A herpangina é causada pelo coxsackievirus A, sendo transmitida pela saliva. É mais frequente em crianças e em lactantes. As lesões aparecem na cavidade oral sob a forma de pequenas úlceras inespecíficas próximas às tonsilas palatinas e no palato mole. O diagnóstico diferencial inclui estomatite herpética e úlceras aftosas recorrentes. A faringite linfonodular é uma variante da herpangina, na qual o paciente exibe pequenos nódulos amarelados ou violetas na região de orofaringe. O tratamento é sintomático, visando ao alívio dos sintomas, que incluem febre, dor de garganta, cefaleia e anorexia.

A síndrome mão-pé-boca é a manifestação mais comum dos enterovírus, observada principalmente em crianças, sendo altamente contagiosa. São comuns *rash* cutâneo, rinorreia, diarreia e cefaleia. Na cavidade oral, a lesão se manifesta por vesículas disseminadas por toda a mucosa, e, em seguida, surgem as lesões cutâneas nas mãos e nos pés, com raras manifestações nas pernas. O tratamento também é sintomático.

## Paramixovírus

A família paramixovírus está associada à rubéola e ao sarampo, doenças altamente contagiosas e de alta morbidade. Apesar da vacinação, os vírus podem se manifestar em pacientes pediátricos imunossuprimidos, em função da queda de titulação de anticorpos específicos, devido à doença primária ou ao tratamento antineoplásico. Nesse caso, é aconselhável a revacinação ao final do tratamento.

Para ambas as doenças, as manifestações bucais incluem manchas de Koplick, presentes na mucosa jugal, próxima à região do segundo molar. Constituem lesões maculares vermelhas, com centro azulado, que antecedem erupções cutâneas. Estas, por sua vez, evoluem para *rash* maculopapular cutâneo, que se estende da face até as extremidades, acompanhadas de febre. As complicações incluem púrpura trombocitopênica e encefalite, e o tratamento é sintomático.

## Papiloma vírus humano

A imunossupressão é um dos principais fatores de risco para a manifestação do papiloma vírus humano (HPV, do inglês *Human Papilloma Virus*). Pelo menos 25 subtipos de HPV têm sido associados a lesões na cavidade bucal, que usualmente se manifestam como lesões verrucosas ou papilomas. O subtipo HPV-32 é associado à hiperplasia epitelial multifocal e é mais comumente visto nos pacientes HIV positivos. Os subtipos 16, 18, 31, 33 e 35 são oncogênicos e relacionados ao carcinoma epidermoide bucal e a outras neoplasias de cabeça e pescoço. Devido a essa associação do vírus com lesões malignas na cavidade oral, alguns estudos têm aventado a hipótese de uma reativação do HPV após períodos prolongados de imunossupressão e condicionamento quimioterápico de altas doses, levando, por vezes, ao aparecimento de lesões neoplásicas malignas na cavidade oral; contudo, esses relatos são pontuais e ainda carecem de confirmação científica. Apesar disso, é importante considerar a presença do vírus quando do aparecimento de lesões verrucosas ou papilares, que devem ser prontamente removidas cirurgicamente, e atentar para o risco de transformações malignas, não só em cabeça e pescoço, mas também em colo uterino e órgãos genitais.

## ≡ Referências

1. Chambers AE, Conn B, Pemberton M, Robinson M, Banks R, Sloan P. Twenty-first-century oral hairy leukoplakia-a non-HIV-associated entity. Oral Surg Oral Med Oral Pathol Oral Radiol. 2015 Mar; 119(3):326-32.
2. de Paulo LF[1], Servato JP[2], Oliveira MT[3], Durighetto AF Jr[2], Zanetta-Barbosa D[3]. Oral manifestations of secondary syphilis. Int J Infect Dis. 2015 Jun;35:40-2.
3. Deepa A, Nair BJ, Sivakumar T, Joseph AP. Uncommon opportunistic fungal infections of oral cavity: a review. J Oral Maxillofac Pathol. 2014 May;18(2):235-43.
4. Deng J, Jackson L, Epstein JB, Migliorati CA, Murphy BA. Dental demineralization and caries in patients with head and neck cancer. Oral Oncol. 2015 Sep;51(9):824-31.
5. Glenny AM, Fernandez Mauleffinch LM, Pavitt S, Walsh T. Interventions for the prevention and tre-

atment of herpes simplex virus in patients being treated for cancer. Cochrane Database Syst Rev. 2009 Jan 21;(1):CD006706.
6. Grinde B. Herpesviruses: latency and reactivation: viral strategies and host response. J Oral Microbiol. 2013 Oct 25;5.
7. Hancock PJ, Epstein JB, Sadler GR. Oral and dental management related to radiation therapy for head and neck cancer. J Can Dent Assoc. 2003 Oct;69(9):585-90.
8. Hong CHL, Hu S, Haverman T, Stokman M, Napeñas JJ, Braber JB et al. A systematic review of dental disease management in cancer patients. Support Care Cancer. 2018 Jan;26(1):155-174.
9. Ju WT, Fu Y, Liu Y, Tan YR, Dong MJ, Wang LZ et al. Clinical and pathologic analyses of tuberculosis in the oral cavity: report of 11 cases. Oral Surg Oral Med Oral Pathol Oral Radiol. 2018 Jan;125(1):44-51.
10. Katsura K, Sasai K, Sato K, Saito M, Hoshina H, Hayashi T. Relationship between oral health status and development of osteoradionecrosis of the mandible: a retrospective longitudinal study. Oral Surg. Oral Med. Oral Pathol. Oral Radiol. Endod. 2008; 105:731-738.
11. Rautemaa R, Ramage G. Oral candidosis-clinical challenges of a biofilm disease. Crit Rev Microbiol. 2011 Nov;37(4):328-36.
12. Ruhnke M, Schwartz S. Recent developments in the management of invasive fungal infections in patients with oncohematological diseases. Ther Adv Hematol. 2016 Dec;7(6):345-359.
13. Shah NP, Katsarelis H, Pazianas M, Dhariwal DK. Periodontal disease, dental implants, extractions and medications related to osteonecrosis of the jaws. Dent Update. 2015 Nov;42(9):878-80, 883-4, 887-89.
14. Sroussi HY, Epstein JB, Bensadoun RJ, Saunders DP, Lalla RV, Migliorati CA et al. Common oral complications of head and neck cancer radiation therapy: mucositis, infections, saliva change, fibrosis, sensory dysfunctions, dental caries, periodontal disease, and osteoradionecrosis. Cancer Med. 2017 Dec;6(12):2918-2931.
15. Telles DR, Karki N, Marshall MW. Oral fungal infections: diagnosis and management. Dent Clin North Am. 2017 Apr;61(2):319-349.

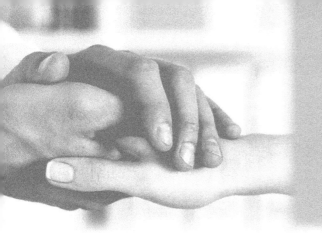

# Capítulo 10

Marcella Ferreira Gobbi

# Alterações no tecido ósseo

O tecido ósseo é altamente dinâmico, estando em constante remodelação em resposta a estímulos e forças a que está submetido. Todo esse processo envolve um equilíbrio coordenado de produção, maturação e reabsorção óssea. Quando ocorre um desequilíbrio nesse sistema, alterações podem ser desencadeadas, que se restringem a um local específico (reabsorções, infecções) ou se estendem ao sistema esquelético como um todo (osteopetrose, osteoporose).

Nos pacientes oncológicos, diversas situações podem levar a alterações na fisiologia óssea, causadas pela neoplasia (por exemplo, mieloma múltiplo, osteossarcoma e metástases ósseas), pelo tratamento antineoplásico (principalmente pela radioterapia e por drogas antirreabsortivas) ou pelos dois em conjunto.

Os protocolos atuais de tratamento oncológico visam, além de remissão direta do tumor primário, controle da progressão para outros locais. Nesse contexto, são preconizados radioterapia e medicamentos antirreabsortivos, como é o caso de bifosfonatos, corticosteroides e anticorpos monoclonais. Essas terapias possuem diferentes formas de ação e efeitos na dinâmica do tecido ósseo. O enfoque principal deste capítulo será descrever as alterações do tecido ósseo no paciente oncológico derivadas de alguns tumores e das terapias antineoplásicas, que afetam os ossos gnáticos. Será também abordado o manejo odontológico desses pacientes para prevenir e tratar essas lesões.

## ≡ Processo normal de remodelamento ósseo

O remodelamento ósseo é um processo de alta regulação, ativado para reparar microdanos na estrutura óssea derivados das forças de tensão e tração que atuam sobre sua estrutura, ou para substituir o tecido ósseo antigo por outro mais novo. As células que fazem parte desse processo são osteoblastos, osteócitos e osteoclastos, que, ao interagirem, originam a chamada Unidade Básica Multicelular (BMU, do inglês *Basic Multicellular Unit*).

O remodelamento é composto por fases denominadas "ativação", "reabsorção", "reversão" e "formação". A primeira fase envolve a ativação dos osteoclastos, que originam pequenas áreas de erosão na matriz orgânica óssea. No osso sem remodelamento, os osteoclastos estão inibidos por diversos mecanismos, entre os quais a secreção de osteoprotegerina por osteoblastos (OPG). Quando há dano no osso, os osteócitos (células aprisionadas na matriz óssea) sinalizam aos osteoblastos a necessidade de renovação da matriz óssea. Ao mesmo tempo, hormônios como o paratormônio encontram receptores nos osteoblastos, estimulando-os também. Essa célula, então, secreta proteínas que induzem diferenciação, recrutamento e ativação de osteoclastos. Para tanto, os osteoblastos reduzem a quantidade de OPG e liberam ligante de receptor ativador de NFkB (RANKL, do inglês *Receptor Activator of NF-Kb Ligand*) e fator estimulante de colônias 1 (CSF-1, do inglês *Colony-Stimulating Factor 1*), proteínas essenciais para induzir a diferenciação e ativação de osteoclastos. A fase de reabsorção ocorre quando os osteoclastos secretam enzimas que digerem a matriz orgânica óssea, liberando os componentes inorgânicos, entre eles o cálcio. Na lacuna gerada pelos osteoclastos fica, então, uma superfície desmineralizada, que atrai células monocíticas, que iniciam a fagocitose de debris nessa região. Essa fase é a de reversão. Por fim, a fase de formação é caracterizada quando ocorre deposição do tecido ósseo na área erodida pelos osteoclastos. Durante a reabsorção, os osteoclastos secretam proteínas que promovem o recrutamento de precursores de osteoblastos, bem como sua diferenciação. Forças mecânicas também participam desse processo, que ativam osteócitos e estes secretam substâncias que estimulam a atividade osteoblástica. Assim, os osteoblastos secretam a matriz orgânica, que é posteriormente mineralizada. O ciclo se encerra quando a mesma quantidade de osso que foi reabsorvida é reposta. Fica evidente, então, que o remodelamento ósseo é derivado da perfeita interação existente entre osteoblastos e osteoclastos, mediada pelos osteócitos.

Muitas neoplasias que invadem o tecido ósseo estimulam a reabsorção óssea em detrimento da aposição, desequilibrando o remodelamento. Os medicamentos utilizados para controlar essa destruição inibem vários elementos que compõem as diversas fases desse processo, conforme descrito a seguir.

## ≡ Neoplasias malignas e reabsorção óssea

A destruição do tecido ósseo devido à reabsorção óssea descompensada é um dos efeitos mais comuns de neoplasias metastáticas e de crescimentos tumorais primários que ocorrem no interior do tecido ósseo.

Em metástases ósseas, as células neoplásicas migram de seu sítio primário via corrente sanguínea ou linfática, invadem o tecido ósseo e proliferam em seu interior. Os cânceres de mama e de próstata representam uma parcela importante (cerca de 80%) das metástases ósseas. De acordo com a aparência radiográfica, essas lesões podem ser referidas como "líticas", "escleróticas" ou "mistas". Nas formas líticas, predominam a reabsorção óssea e a destruição focal; nas formas esclerosantes, a aposição óssea predomina, porém com níveis exagerados, levando à condensação do tecido ósseo; já nas formas mistas, ocorrem reabsorção e aposição de forma desordenada, modificando a anatomia local. Clinicamente, as complicações esqueléticas manifestam-se por intermédio de fraturas patológicas, dores ósseas, compressão da medula espinhal e hipercalcemia.

Há evidências de que as descompensações do remodelamento ósseo têm maior participação na destruição esquelética do que a própria lise provocada pelas células tumorais, que é derivada principalmente pela compressão da vascularização, com consequente isquemia do tecido ósseo, levando à necrose da matriz óssea. Essas descompensações são originadas por estímulos provocados pelas células neoplásicas sobre os osteoblastos, induzindo-os a secretar os fatores estimulatórios de osteoclastos, descritos anteriormente. Assim, as células neoplásicas causam hiperestimulação de osteoclastos, levando à reabsorção da matriz óssea. Ao mesmo tempo, ao haver a dissolução da matriz, ocorre liberação de fatores de crescimento, que induz a proliferação das células neoplásicas. As metástases, então, provocam reabsorção óssea e se alimentam dos fatores de crescimento liberados durante esse processo.

Alguns tumores se formam no interior no tecido ósseo, como é o caso de neoplasias hematológicas originárias da medula hematopoiética. O exemplo mais frequente de neoplasia maligna hematológica que causa lise óssea é o mieloma múltiplo. É a segunda neoplasia hematológica mais comum, com prevalência em adultos maiores de 50 anos e maior incidência em homens do que em mulheres. É uma neoplasia de células B, caracterizada pela proliferação desregulada de plasmócitos na medula óssea. Clinicamente, observam-se hipercalcemia, função renal alterada, anemia e múltiplos defeitos líticos ósseos.

A seguir, serão descritas a osteonecrose associada a medicamentos e a osteorradionecrose, lesões ósseas derivadas do tratamento antineoplásico.

## ≡ Osteonecrose associada a medicamentos

A osteonecrose de causa medicamentosa, ou associada a medicamentos (OAM), é uma intercorrência clínica cuja incidência aumentou nos últimos anos. Isso porque novos medicamentos estão surgindo no mercado, com diversos mecanismos de ação que acabam interferindo na remodelação óssea. É uma condição que afeta a qualidade de vida do paciente, aumentando a morbidade.

Os ossos gnáticos apresentam alto índice de remodelação óssea devido à grande incidência de forças mecânicas nessa região causadas pela mastigação. Além disso, microbiota oral muito variada e ocorrência de infecções originárias da polpa dentária e da mucosa oral predispõem o desenvolvimento de OAM nos ossos gnáticos.

Os medicamentos descritos como prováveis causadores de OAM estão listados no Quadro 10.1. Várias outras drogas têm sido relacionadas à OAM, contudo as evidências de que as lesões citadas sejam realmente OAM muitas vezes são reduzidas ou inexistentes, sendo compatíveis com osteomielites inespecíficas. É importante o cirurgião-dentista se inteirar das características da OAM, para um correto diagnóstico e um plano de tratamento adequado.

---

**Quadro 10.1**
**Principais drogas relacionadas à osteonecrose associada a medicamentos.**

| Droga | Categoria | Indicação | Efeito sobre o tecido ósseo |
|---|---|---|---|
| Ácido zoledrônico | Bifosfonato | Metástases ósseas, mieloma múltiplo, hipocalcemia devido a doenças malignas. | Redução da sinalização celular; diminuição da angiogênese. |
| Risedronato | Bifosfonato | Metástases ósseas, mieloma múltiplo, hipocalcemia devido a doenças malignas. | Redução da sinalização celular; diminuição da angiogênese. |
| Pamidronato | Bifosfonato | Metástases ósseas, mieloma múltiplo, doença de Paget. | Redução da sinalização celular. |
| Alendronato(*) | Bifosfonato | Osteoporose e doença de Paget. | Apoptose de osteoclastos. |
| Ibandronato(*) | Bifosfonato | Osteoporose | Apoptose de osteoclastos. |
| Denosumabe | Anticorpo monoclonal | Osteoporose avançada, metástases ósseas. | Inibição de RANKL. |
| Bevacizumabe | Anticorpo monoclonal | Câncer avançado de cólon, pulmão, rins e SNC. | Inibição da angiogênese. |

(Continua)

(Continuação)

## Quadro 10.1
## Principais drogas relacionadas à osteonecrose associada a medicamentos.

| Droga | Categoria | Indicação | Efeito sobre o tecido ósseo |
|---|---|---|---|
| Sunitinibe | Inibidor tirosina--quinase | Câncer renal, tumores neuroendócrinos, tumores estromais do trato digestivo. | Inibição de fatores de crescimento vasculares e da proliferação celular em geral. |
| Sorafenibe | Inibidor tirosina--quinase | Carcinoma hepatocelular, carcinoma de células renais. | Inibição de fatores de crescimento vasculares e da proliferação celular em geral. |
| Everolimus(*) | Inibidor de mTOR | Câncer avançado de mama, tumores neuroendócrinos, carcinoma de células renais avançado. | Inibição da proliferação celular e da angiogênese. |
| Temsirolimus(*) | Inibidor de mTOR | Carcinoma de células renais avançado. | Inibição de fatores de crescimento vasculares e da proliferação celular em geral. |
| Talidomida, lenalidomida, pomalidomida(*) | Imunossupressores | Mieloma múltiplo | Inibição da angiogênese. |
| Dexametasona | Corticoide | Mieloma múltiplo, neoplasias hematológicas | Inibição da proliferação de células imunes, inibição da angiogênese. |

(*) A presença de osteonecrose foi detectada quando essas drogas estiveram combinadas a bifosfonatos nitrogenados e a dexametasona, medicamentos de alto risco para o tecido ósseo. A evidência, portanto, de que esses medicamentos sejam causadores diretos da osteonecrose é duvidosa.

Fonte: Elaborado pela autoria.

## ▪ Bifosfonatos

Os bifosfonatos são medicamentos utilizados no tratamento e controle de condições relacionadas ao comprometimento ósseo e hipercalcemia, principalmente para tumores sólidos como câncer de mama, de pulmão e de próstata, além de metástases ósseas advindas desses tumores e lesões líticas provenientes do mieloma múltiplo. Também são administrados no manejo da osteoporose, osteopenia e dor de origem óssea. Os bifosfonatos nitrogenados (por exemplo, ácido zoledrônico) são frequentemente utilizados nos protocolos antineoplásicos, e os não nitrogenados (como alendronato e ibandronato) têm sido utilizados para controle de osteoporose e doenças inflamatórias ósseas.

Seu mecanismo de ação ainda não é totalmente conhecido. Sabe-se que os bifosfonatos inibem sinalizações celulares necessárias à ativação osteoclástica, e os osteoclastos, sem estímulo para diferenciação e secreção, entram em apoptose. Sem a ação de osteoclastos, os osteoblastos também ficam sem estímulo para diferenciação, migração e secreção, o que freia a aposição óssea. Quando houver a necessidade de remodelamento ósseo, principalmente no momento de reparo, a aposição óssea está prejudicada, gerando quadros de necrose e lise óssea. Além de efeito inibitório sobre osteoclastos, alguns bifosfonatos reduzem a angiogênese, fazendo com que o tecido ósseo se torne menos vascularizado, fato que também contribui para a redução do *turnover* ósseo.

A meia-vida plasmática dos bifosfonatos é de 10 anos e a sua forma de administração pode ser por via oral (geralmente os não nitrogenados) ou endovenosa (os nitrogenados). É a classe de drogas mais conhecida por causar OAM, principalmente quando administrado por via endovenosa, como o ácido zoledrônico e o pamidronato. Ao longo das aplicações, o medicamento se incorpora na matriz óssea e pode permanecer por anos de forma cumulativa, de modo que o tempo de exposição se torna um possível fator de risco para o desenvolvimento da OAM em pacientes em uso de bifosfonatos.

- ■ **Outras drogas antirreabsortivas**

Atualmente, tem-se observado um aumento no número de casos de OAM associada a outros tipos de medicamentos que não sejam bifosfonatos. Um antirreabsortivo vastamente utilizado é o denosumabe, anticorpo monoclonal que reage com RANKL, inibindo sua ligação ao receptor RANK presente nos osteoclastos, o que diminui a diferenciação, atividade e sobrevida dessas células. Isso acarreta inibição da remodelação óssea, porém sem causar a apoptose das células. Diferentemente dos bifosfonatos, o denosumabe possui meia-vida de aproximadamente 30 dias e não persiste por longos períodos na matriz óssea, pois não é incorporado ao tecido, tendo efeitos reversíveis.

Medicamentos antiangiogênicos também têm sido descritos como desencadeantes da OAM. Essas drogas agem ligando-se ao fator de crescimento endotelial (VEGF), com interferência na formação de vasos sanguíneos.

Inibidores de mTOR e alguns imunossupressores, como tacrolimus, também têm sido descritos como causadores da OAM. Porém, a evidência da participação dessas drogas na patogênese da OAM é incerta, pois, na maioria dos relatos de caso, esses medicamentos estavam combinados a outros de maior risco para OAM, como dexametasona e ácido zoledrônico.

- ■ **Fatores de risco, manifestações clínicas e estadiamento**

Os fatores de risco para OAM são alterações locais, como extrações dentárias, cirurgias parendodônticas, cirurgias periodontais que envolvam desgaste ósseo, implantes dentários (instalados posteriormente ao início da medicação), uso de próteses mal adaptadas, presença de *torus* mandibular, abscessos dentários, higiene oral deficiente e medicamentos, como uso de bifosfonatos endovenosos, tempo de duração do tratamento e de exposição à droga e uso de corticosteroides sistêmicos de forma crônica. Outros fatores de risco para a OAM encontram-se no Quadro 10.2.

**Quadro 10.2**
**Fatores de risco relacionados à osteonecrose associada a medicamentos.**

| Ordem de importância | Fatores de risco | | |
|---|---|---|---|
| 1° | Bifosfonatos por via endovenosa; quanto maior o tempo de exposição e maior a dose, maior o risco de osteonecrose | 11° | Terapia com corticoides |
| 2° | Administração de ácido zoledrônico | 12° | Diabetes |
| 3° | Administração de pamidronato | 13° | Uso de próteses totais |
| 4° | Administração de denosumabe | 14° | Terapia com eritropoetina |
| 5° | Radioterapia | 15° | Tabagismo |
| 6° | Extração dentária | 16° | Hiperparatireoidismo |
| 7° | Quimioterapia | 17° | Diálise renal |
| 8° | Doença periodontal | 18° | Terapia com ciclofosfamida |
| 9° | Bifosfonatos por via oral | 19° | Terapia com etidronato |
| 10° | Osteoporose | 20° | Idade avançada |

Fonte: Adaptado de Khan et al., 2014.

Considera-se que, inicialmente, a OAM é assintomática, porém modificações no tecido ósseo já podem estar presentes mesmo antes do aparecimento das lesões. Algumas delas têm sido detectadas radiograficamente, tais como: perda ou reabsorção óssea sem associação à doença periodontal; mudança do trabeculado ósseo, com aumento da densidade do osso alveolar e persistência de osso não remodelado após extrações; regiões de esclerose óssea; diminuição/apagamento do espaço periodontal e espessamento da lâmina dura.

As manifestações clínicas típicas da OAM incluem exposição óssea, edema, mobilidade dentária, eritema, parestesia e até anestesia nas terminações do nervo trigêmeo. Esse quadro, na maioria dos casos, é observado após exodontias, mas pode também se manifestar espontaneamente, com exposição do tecido ósseo sem causa aparente, em regiões muitas vezes edêntulas. Fístulas intra e extraorais podem ocorrer se o sítio necrótico se infectar secundariamente. A gradação da severidade clínica da osteonecrose por bifosfonatos mais utilizada está detalhada no Quadro 10.3.

**Quadro 10.3**
**Sistema de estadiamento clínico da osteonecrose por bifosfonatos.**

| Estágio | Características clínicas |
|---|---|
| Estágio de risco | • Sem osso exposto/necrótico em paciente submetido à terapia com bifosfonato por via oral ou endovenosa. |
| Estágio 1 | • Osso exposto/necrótico em pacientes assintomáticos e sem evidência de infecção secundária. |
| Estágio 2 | • Osso exposto/necrótico associado à infecção secundária evidenciada por dor e eritema na região do osso exposto, mas sem drenagem purulenta. |
| Estágio 3 | • Osso exposto/necrótico em pacientes com dor, infecção e uma ou mais das seguintes manifestações: fratura patológica, fístula extraoral e osteólise estendendo para a borda inferior do osso. |

Fonte: Adaptado de Ruggiero, 2007.

O diagnóstico de OAM deve ser pautado nas seguintes condições: a) histórico do uso de bifosfonatos ou outros medicamentos antirreabsortivos; b) exposição óssea em região maxilofacial que tenha persistência de mais de oito semanas; c) ausência de histórico de radioterapia em região de cabeça e pescoço. Outras condições clínicas devem ser descartadas para o correto diagnóstico, tais como alveolite, doença periodontal, sinusite e lesões periapicais. Para isso, deve-se lançar mão de meios de diagnóstico por imagem, como radiografia panorâmica e tomografia computadorizada, além de anamnese detalhada.

## ■ Prevenção e tratamento

A prevenção da OAM é feita principalmente por meio de orientação ao paciente em relação aos riscos advindos das medicações e dos cuidados de higiene oral básicos. Além disso, é necessário destacar a importância do acompanhamento com o cirurgião-dentista. Devem ser feitas adequação do meio bucal e remoção de focos infecciosos antes do início do tratamento, e todos os procedimentos invasivos devem ser concluídos, a fim de prevenir futuras intervenções na vigência da medicação.

Se a condição sistêmica do paciente permitir, pode-se conversar com a equipe médica e adiar o início da medicação, até a conclusão do tratamento odontológico. Ainda não está bem estabelecida a relação da interrupção das medicações para realização dos procedimentos odontológicos invasivos, visto que cada droga deve ser analisada separadamente, dependendo do seu mecanismo de ação e tempo de meia-vida. Por exemplo, o denosumabe possui meia-vida relativamente curta e não fica incorporado à matriz óssea. Já o ácido zoledrônico pode ficar anos no tecido ósseo, fazendo com que a suspensão dessa droga não garanta a prevenção da OAM. No caso dos bifosfonatos orais, estima-se que a interrupção por 6 a 12 meses pode resolver o quadro, mas ficará sempre a critério médico tal modificação. Além disso, os benefícios de manter o medicamento para evitar destruição óssea e conter a neoplasia podem prevalecer em detrimento do risco aos ossos gnáticos. É fundamental a interação do cirurgião-dentista com a equipe médica, com o objetivo de sempre orientar, melhorar a qualidade de vida do paciente e controlar os efeitos adversos ao longo do tratamento. O Quadro 10.4 lista algumas medidas preventivas para a osteonecrose associada a medicamentos.

O manejo da OAM é de difícil previsibilidade em relação ao controle da progressão da área necrótica. Os objetivos do tratamento buscam evitar infecções secundárias, dor e prevenção da formação de novas lesões necróticas, pois a cura completa na maioria dos casos não é possível. A conduta odontológica ainda não está bem padronizada. A maioria dos pacientes é mantida sob tratamento conservador, que envolve controle da higienização bucal, eliminação da doença periodontal ativa e de cáries, bochecho com antimicrobianos (por exemplo, clorexidina 0,12%) e antibioticoterapia (por exemplo, clindamicina, ciprofloxacina, penicilinas). Esse tratamento não visa erradicar as lesões, mas somente promover alívio a longo prazo.

**Quadro 10.4**
**Medidas preventivas para evitar a osteonecrose associada a medicamentos para os casos em que há necessidade de intervenção no tecido ósseo.**

| Antes do início da terapia com medicamentos de risco |
| --- |
| • Otimização da higiene bucal, com controle adequado da placa bacteriana antes e durante a terapia antirreabsortiva; essa medida parece ser a mais eficaz para evitar a osteonecrose. |
| • Exame radiográfico completo, para diagnosticar o estado dos dentes e do tecido ósseo. |
| • Remoção de focos de infecção (cáries, cálculo supra e subgengival). |
| • Execução de todas as extrações dentárias, principalmente as mais invasivas e extensas, em prazo suficiente para que ocorra a completa reparação óssea. |
| • Execução completa da colocação de implantes ou de plastias no osso em prazo suficiente para que ocorra a completa reparação óssea. |
| • Acompanhamento do reparo alveolar; o paciente só está apto a iniciar a terapia antirreabsortiva após a completa reparação da ferida. |
| Sob terapia com medicamentos de risco |
| • Profilaxia antibiótica antes da cirurgia óssea e depois dela (por exemplo, com amoxicilina-ácido clavulânico e levofloxacina). |
| • Prescrição de bochechos com antimicrobianos durante o processo de reparo da ferida cirúrgica. |
| • Avaliação de fatores de risco (diabetes; medicação com corticoides; doença periodontal; tabagismo; imunossupressão; quimioterapia etc.) para decisão da interrupção ou não dos medicamentos, antes de iniciar a intervenção no tecido ósseo. |
| • Avaliação do tipo de cirurgia: para cirurgias muito extensas e invasivas, é recomendável a interrupção dos medicamentos, com retorno da administração deles somente após a completa reparação da ferida cirúrgica; a presença de fatores de risco contribui para a decisão dessa interrupção. |

Fonte: Adaptado de Khan et al., 2014.

Nos casos em que há persistência dos sintomas e descontrole da lesão, é recomendável a intervenção cirúrgica. Para tanto, retalho mucoperiosteal deve ser feito até que toda a área necrótica fique exposta. A osteotomia deve ser feita envolvendo um pouco de osso saudável até que haja sangramento visível. O retalho deve ser mantido em posição com sutura, sem estar tracionado. Algumas recomendações de tratamento segundo o estadiamento clínico da OAM são apresentadas no Quadro 10.5.

**Quadro 10.5**
Medidas terapêuticas para a osteonecrose associada a medicamentos segundo o estadiamento clínico.

| Estadiamento clínico | Medidas terapêuticas |
|---|---|
| Estágio 0/1 | Uso de enxaguatório antimicrobiano, irrigação e limpeza da fístula e bolsa periodontal, e aplicação tópica ou injeção de agentes antimicrobianos locais. |
| Estágio 2 | Combinação de enxaguatórios antimicrobianos e antibióticos; caso intratável: combinação de múltiplos agentes antimicrobianos, antibióticos a longo prazo, administração contínua de agentes antimicrobianos intravenosos, remoção do sequestro, curetagem de ossos necróticos e osteotomia. |
| Estágio 3 | Remoção de sequestro, curetagem de ossos necróticos, osteotomia, extração de dente em osso exposto/osso necrótico como fonte de infecção, manutenção de nutrição com suplementos e ressecção marginal ou segmentar de ossos necróticos em expansão. |

Fonte: Adaptado de Yoneda et al., 2017.

Outras terapias têm sido testadas, porém ainda sem comprovação científica, tais como oxigenação hiperbárica como adjuvante ao tratamento cirúrgico, terapia com ozônio, plasma rico em plaquetas, paratormônio, pentoxifilina e tocoferol adicionado à antibioticoterapia convencional.

Também pode ser feita laserterapia de baixa intensidade, com o objetivo de estimular a regeneração do tecido ósseo e aumentar a vascularização. A terapia fotodinâmica antimicrobiana também pode ser indicada, para reduzir a infecção secundária. Essas técnicas têm a vantagem de não serem invasivas e serem indolores para o paciente, mas ainda são necessários mais estudos para comprovar sua eficácia. Assim, em função da ausência de tratamento efetivo, a conduta conservadora é a melhor opção.

## ≡ Osteorradionecrose

Quando a radiação dos ossos gnáticos está envolvida de alguma forma no planejamento terapêutico, há risco de necrose óssea, que origina um quadro denominado osteorradionecrose (ORN), que se caracteriza pela ausência de vitalidade do tecido ósseo previamente irradiado, o qual exibe hipovascularização, hipóxia e hipocelularidade. Sua patogenia atualmente abrange uma sequência de eventos inibitórios causados pela radiação, iniciados por ação direta sobre fibroblastos e células endoteliais. Estas secretariam grande quantidade de citocinas após injúria da radiação, provocando ativação fibroblástica intensa e formação de um tecido fibroso, com matriz extracelular atípica. Os osteoblastos sofreriam também os efeitos da radiação ionizante, tornando-se inviáveis e sem capacidade de proliferar e migrar diante das alterações do tecido conjuntivo. Reduzindo a atividade osteoblástica, haveria também redução da atividade osteoclástica, não sendo possível a renovação e o remodelamento ósseo. Assim, o tecido ósseo, após a radiação, teria poucas células viáveis, pouca vascularização e uma matriz óssea sem os componentes usuais. Dessa forma, qualquer trauma poderia provocar a necrose, com pouca chance de ser revertida por processos de inflamação e reparo.

É uma condição que compromete a qualidade de vida do paciente, devido a sintomatologia dolorosa, risco aumentado de infecções, deformações faciais e possíveis efeitos sobre o estado psicológico.

## ■ Fatores de risco, manifestações clínicas e estadiamento

Há evidências de que o tipo de radioterapia influencia a prevalência da ORN. A radiação de intensidade modulada (IMRT) é de menor risco para ORN quando comparada à radioterapia convencional. Além disso, a combinação com quimioterapia pode aumentar a frequência de ORN em comparação à IMRT executada isoladamente. Outros fatores de risco importantes relacionados ao planejamento radioterápico são regime de fracionamento da radiação (frações maiores que 1.000 cGy semanais) e localização do tumor primário. Se o tumor primário estiver situado próximo aos ossos gnáticos (por exemplo, na base de língua), estes serão incluídos no plano terapêutico e, consequentemente, sofrerão maiores doses de radiação.

A ORN se apresenta clinicamente como uma área de osso exposta, de coloração amarelada/acinzentada, com duração mínima de 3 a 6 meses de exposição em cavidade oral, em um paciente que foi tratado com radioterapia em região de cabeça e pescoço. Muitas vezes pode ser semelhante clinicamente à OAM. Pode estar associada a dor, secreção purulenta e edema. A incidência da ORN é mais frequente em osso mandibular do que em maxilar. O risco de desenvolver a ORN é aumentado quando a dose total da irradiação é maior que 6.000 cGy, quando há ressecções cirúrgicas prévias, má higiene oral, processos cariosos associados a lesões periapicais, doença periodontal avançada, extrações dentárias pós-radiação e qualquer outro procedimento invasivo no qual o osso seja manipulado ou que demande

reparação. Em alguns pacientes, não é possível associar a ORN a uma causa específica, podendo aparecer de forma espontânea. Também é possível que ocorra após meses e até anos do término da radioterapia. Radiograficamente, as regiões ósseas afetadas mostram áreas radiolúcidas mal definidas, que podem evoluir para zonas relativamente radiopacas conforme o osso necrótico se separa das áreas vitais residuais.

O Quadro 10.6 mostra uma classificação do estadiamento clínico da ORN, com base no grau de destruição do tecido ósseo e dos tecidos moles.

**Quadro 10.6**
**Estadiamento clínico da osteorradionecrose e tratamento a ser instituído.**

| Estadiamento | Manifestação clínica e tratamento |
|---|---|
| **Estágio I** | Há apenas envolvimento superficial da mandíbula, e a ulceração de tecidos moles é mínima. Apenas o osso cortical está necrótico. Está indicado tratamento conservador. |
| **Estágio II** | Há envolvimento localizado na mandíbula. O osso cortical e uma parte do osso medular estão necróticos. Tratamento conservador e mínimas intervenções cirúrgicas são indicados. |
| **Estágio III** | Há envolvimento difuso da mandíbula. Todo o segmento do osso está comprometido, incluindo a borda inferior. Pode ocorrer fratura patológica. Intervenção cirúrgica necessária, abrangendo tecidos moles e duros. |

Fonte: Adaptado de Schwartz, Kagan, 2002.

## ■ Prevenção e tratamento

É fundamental que o paciente submetido à radioterapia em região de cabeça e pescoço seja avaliado previamente ao tratamento por um cirurgião-dentista. Na primeira consulta, devem ser feitos todos os procedimentos para adequação do meio bucal e remoção de focos infecciosos. Essas medidas diminuirão a chance de o paciente necessitar de tratamentos invasivos após o término da radioterapia, reduzindo, consequentemente, o risco de ORN. O paciente também deve ser orientado quanto aos efeitos imediatos e tardios da radiação para que o nível de adesão ao tratamento e ao acompanhamento seja maior e mais eficiente.

A extração dentária para prevenir ORN deve ser analisada com cautela. Não há evidências científicas que comprovem ser benéfica ao paciente a extração de todos ou da maioria dos dentes para evitar a necrose óssea. São considerados de risco os dentes com focos infecciosos sem indicação de tratamento restaurador (cáries não restauradas, doença periodontal avançada etc.), dentes com restaurações mal adaptadas, gerando comprometimento gengival, dentes impactados e dentes com abrasão e erosão extensas, localizados em região que receberá alta dose de irradiação. A decisão de extração também está sujeita à avaliação do profissional quanto à adequação da higienização bucal executada pelo paciente.

Outra medida importante para a prevenção é o uso de espaçadores intraorais ou próteses radíferas, aparatos que podem ser fabricados em acrílico, com intenção de afastamento e preservação dos tecidos saudáveis da região a ser irradiada.

Novos métodos estão sendo introduzidos, como a administração de tocoferol (ação antioxidante) em conjunto com pentoxifilina (PVe). A pentoxifilina é usada no tratamento de distúrbios vasculares e circulatórios, como doenças cardíacas isquêmicas, e distúrbios tróficos, como gangrena. Age no organismo melhorando o fluxo sanguíneo periférico, a perfusão da microcirculação pela melhora da fluidez sanguínea e efeitos antitrombóticos, promovendo vasodilatação. Em alguns estudos são aplicados previamente e posteriormente a extrações dentárias em pacientes irradiados (preventivamente), e em outros são usados como tratamento da ORN refratária a outros mé-

todos mais convencionais. Além de ser acessível, bem tolerado e com bom custo benefício, esse método tem apresentado resultados promissores, porém mais estudos ainda precisam ser conduzidos para demonstrar sua eficiência.

O tratamento da ORN tem como objetivo evitar infecções secundárias e aumento das áreas necróticas, manejar a dor do paciente e aumentar a qualidade de vida. A cirurgia conservadora, com remoção de debris necróticos, sequestrotomia e desinfecção da ferida com soluções antimicrobianas, ainda é a medida terapêutica mais utilizada para a osteorradionecrose. Podem ser prescritos enxaguatórios à base de clorexidina 0,12%, antibióticos, debridamento e curetagem cirúrgica da lesão, com rigoroso acompanhamento clínico. Em muitos casos, porém, não é possível a reepitelização, e o tecido ósseo permanece exposto. Para os casos refratários, a cirurgia radical (sequestrectomia, hemimandibulectomia etc.) pode estar indicada. O Quadro 10.4 exibe as medidas terapêuticas básicas segundo o estadiamento clínico das lesões.

A câmara hiperbárica também tem sido indicada nos casos mais severos, apesar de sua eficácia ainda não ter comprovação científica. Esse método acarreta alta tensão de oxigênio na ferida, o que promove estimulação celular, maior angiogênese e formação de colágeno, favorecendo o reparo ósseo. Além disso, a saturação de oxigênio inibe o crescimento bacteriano. Porém, devido ao alto custo, esse tratamento não é usualmente adotado.

É necessário reforçar a importância de realizar uma anamnese detalhada e solicitar regularmente exames de imagem, como radiografia panorâmica e tomografia computadorizada, para controle das lesões. Além disso, o paciente deve ser orientado quanto a correta higiene e outros cuidados orais e a fazer consultas periódicas para verificar a evolução do caso.

O paciente com ORN poderá apresentar também problemas psicológicos e nutricionais graves. Assim, é fundamental o acompanhamento por equipe multidisciplinar, que inclui também psicólogos, nutricionistas, fonoaudiólogos e fisioterapeutas.

## ≡ Alterações ósseas em crianças submetidas à quimioterapia e radioterapia em região de cabeça e pescoço

O tratamento oncológico infantil pode desencadear alterações importantes no desenvolvimento dentário e craniofacial, principalmente se o paciente foi submetido a longos períodos de tratamento durante a fase de crescimento. O tratamento quimioterápico e a radioterapia na região dos ossos gnáticos na fase de desenvolvimento dos dentes permanentes (6 a 12 anos) podem desencadear anomalias da estrutura dental, como a hipoplasia de esmalte, microdontia, má formação radicular e hipodontia. A ausência da formação de dentes pode originar alterações no desenvolvimento craniofacial e má oclusão. Outras consequências comuns decorrentes dessas terapias são alterações da função salivar, aumento do risco de formação de cárie e distúrbios temporomandibulares.

As anomalias craniofaciais são majoritariamente consequência do tratamento radioterápico na região dos ossos gnáticos. A dose da radiação ≥ 30 Gy e a idade do paciente em tratamento menor que 5 anos contribuem para a severidade e extensão dos danos ósseos e de tecidos moles, principalmente pelo fato de que ainda haverá fases de crescimento ósseo com o aumento da idade. Como efeitos a longo prazo da radiação nesta faixa etária destacam-se fibroses e danos no desenvolvimento ósseo por comprometimentos à vascularização neste tecido e perda de osteócitos, podendo ocasionar malformações craniofaciais e morbidades estéticas.

É fundamental a orientação dos pais ou responsáveis da importância do controle odontológico, sendo necessário também o acompanhamento a longo prazo desses pacientes pelo cirurgião-dentista, para identificar e tratar possíveis sequelas advindas do tratamento oncológico.

## ≡ Referências

1. Liza J. Raggatt LJ, Partridge NC. Cellular and molecular mechanisms of bone remodeling. The Journal of Biological Chemistry 285, 25103-25108.

2. Khan AA, Morrison A, Hanley DA, Felsenberg D, McCauley LK, O'Ryan F et al. International task force on osteonecrosis of the jaw. Diagnosis and management of osteonecrosis of the jaw: a systematic review and international consensus. J Bone Miner Res. 2015 Jan;30(1):3-23. doi: 10.1002/jbmr.2405. Review. PubMed PMID: 25414052.

3. Panaroni C, Yee AJ, Raje NS. Myeloma and bone disease. Curr Osteoporos Rep. 2017 Oct;15(5):483-498. doi: 10.1007/s11914-017-0397-5. Review. PubMed PMID: 28861842.

4. Japanese Allied Committee on Osteonecrosis of the Jaw, Yoneda T, Hagino H, Sugimoto T, Ohta H, Takahashi S, Soen S, Taguchi A, Nagata T, Urade M, Shibahara T, Toyosawa S. Erratum to: antiresorptive agent-related osteonecrosis of the jaw: position paper 2017 of the japanese allied committee on osteonecrosis of the jaw. J Bone Miner Metab. 2017 Jan;35(1):20. doi: 10.1007/s00774-017-0816-9. PubMed PMID: 28120102.

5. Migliorati CA, Epstein JB, Abt E, Berenson JR. Osteonecrosis of the jaw and bisphosphonates in cancer: a narrative review. Nat Rev Endocrinol. 2011 Jan;7(1):34-42. doi: 10.1038/nrendo.2010.195. Epub 2010 Nov 16. Review. PubMed PMID: 21079615.

6. Ruggiero SL. Guidelines for the diagnosis of bisphosphonate-related osteonecrosis of the jaw (BRONJ). Clin Cases Miner Bone Metab. 2007 Jan;4(1):37-42. PubMed PMID: 22460751; PubMed Central PMCID: PMC2781180.

7. Schwartz HC. American association of oral and maxillofacial surgeons position paper on medication-related osteonecrosis of the jaw-2014 update and CTX. J Oral Maxillofac Surg. 2015 Mar;73(3):377. doi: 10.1016/j.joms.2014.10.035. PubMed PMID: 25683041.

8. Peterson DE, Doerr W, Hovan A, Pinto A, Saunders D, Elting LS, et al. Osteoradionecrosis in cancer patients: the evidence base for treatment-dependent frequency, current management

strategies, and future studies. Support Care Cancer. 2010 Aug;18(8):1089-98. doi: 10.1007/s00520-010-0898-6. Epub 2010 Jun 6. Review. PubMed PMID: 20526784.

9. Schwartz HC, Kagan AR. Osteoradionecrosis of the mandible: scientific basis for clinical staging. Am J Clin Oncol. 2002 Apr;25(2):168-71. PubMed PMID: 11943896.

10. Migliorati CA, Seneda LM, Burton EL. Oral complications of cancer therapy: a summary guide for the clinician. J Tenn Dent Assoc. 2015 Spring-Summer;95(1):24-32; quiz 33-4. PubMed PMID: 26434000.

11. Effinger KE, Migliorati CA, Hudson MM, McMullen KP, Kaste SC, Ruble K et al. Oral and dental late effects in survivors of childhood cancer: a children's oncology group report. Support Care Cancer. 2014 Jul;22(7):2009-19. doi: 10.1007/s00520-014-2260-x. Epub 2014 Apr 30. Review. PubMed PMID: 24781353; PubMed.

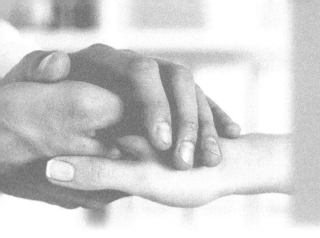

# Capítulo 11

Fernanda de Paula Eduardo
Letícia Mello Bezinelli

# Casos clínicos

≡ **Caso clínico**

■ Manejo odontológico do paciente em transplante de células hematopoiéticas

Um paciente do sexo masculino, leucoderma, 64 anos, foi diagnosticado com síndrome mielodisplásica de alto risco. A síndrome mielodisplásica consiste em uma doença na qual as células da medula hematopoiética não finalizam sua diferenciação. A medula fica então povoada de células imaturas e ineficazes para exercer as funções de defesa do organismo. Pancitopenia (redução significativa de todos os elementos figurados do sangue) é uma das características que predomina na síndrome. A doença pode também evoluir para uma leucemia aguda. O paciente foi indicado para um transplante de células hematopoiéticas (TCH), com o objetivo de erradicar a doença. O irmão foi indicado como doador (transplante alogênico aparentado), e a fonte de células foi o sangue periférico. O condicionamento quimioterápico indicado foi combinação de bussulfano com fludarabina, em doses mieloablativas. Como o transplante foi alogênico, indicou-se profilaxia para doença do enxerto contra o hospedeiro (DECH) utilizando metotrexato (5 mg/m$^2$) no primeiro (D+1), terceiro (D+3), sexto (D+6) e décimo primeiro (D+11) dias após a infusão das células hematopoiéticas. Tacrolimus foi também indicado para ser administrado no segundo dia de condicionamento (D-2).

■ Manejo odontológico antes do condicionamento

Foi realizada avaliação odontológica prévia à internação do paciente na unidade de TCH, com objetivo de erradicar focos de infecção em cavidade oral. Para tanto, foi solicitada radiografia panorâmica e realizado exame clínico. Após exame clínico e radiográfico, chegou-se à conclusão de que o paciente exibia condições adequadas de saúde bucal, não necessitando de adequação do meio bucal ou de outros procedimentos odontológicos. O estado de saúde bucal foi comunicado ao médico e à enfermeira responsável da unidade de TCH.

■ Acompanhamento durante internação para TCH

As condições gerais de saúde do paciente no momento de admissão no setor de

TCH estão descritas no Quadro 11.1. Nos exames hematológicos, os valores de hemoglobina, leucócitos e plaquetas estavam abaixo dos valores normais, sugerindo estado de anemia, leucopenia e plaquetopenia.

### Quadro 11.1
Condições gerais de saúde do paciente do caso clínico 1.

| Peso | 98 kg |
|---|---|
| Altura | 192 cm |
| **Sinais vitais** | |
| Temperatura corpórea | 36 °C |
| Frequência cardíaca | 85 bpm |
| Pressão arterial | 112 x 78 mmHg |
| **Exames hematológicos** | |
| Hemoglobina (g/dL) | 7,8 (normal 13,5-18) |
| Leucócitos ($10^3$/mm$^3$) | 5.140 (normal 4,5-11) |
| Plaquetas ($10^3$/mm$^3$) | 25.000 (normal 130-370) |

Fonte: Elaborado pela autoria.

O paciente estava sob medicações profiláticas com levofloxacina (500 mg/dia), fluconazol (400 mg/dia), aciclovir (400 mg de 12 em 12 h), ivermectina (0,2 mg/kg dose única). Sulfametoxazol com trimetoprima foi prescrito no segundo dia de condicionamento (D-2).

Durante o TCH, o paciente foi orientado a realizar escovação dental, usar fio dental quando possível, usar hidratante labial com vitamina E e realizar bochechos com colutório sem álcool (Bioxtra®).

No D-6 (início do condicionamento com bussulfano e fludarabina), o paciente não apresentava qualquer queixa em cavidade oral. Não referia alteração de paladar. No D-5, foi iniciada laserterapia de baixa intensidade (660 nm, 100 mW, 1 J) para prevenção de mucosite oral, que foi realizada diariamente até a enxertia neutrofílica. Foram irradiados mucosa jugal bilateral, borda da língua, palato, assoalho bucal e mucosa labial. Nesse dia, o paciente também não apresentava nenhum sintoma ou sinal na cavidade bucal, nem alteração do paladar. No dia da infusão das células hematopoiéticas (D0), o paciente exibia redução da quantidade de hemoglobina (8,1 g/dL), leucócitos (1.200 células/mm$^3$) e plaquetas (38.000 plaquetas/mm$^3$). Não havia alterações na cavidade bucal e no paladar.

Quatro dias após a infusão (D+4), sinais e sintomas na cavidade bucal começaram a se manifestar. O paciente relatava alteração do paladar. No exame físico intrabucal, observou-se atrofia da mucosa oral, principalmente no dorso e borda lateral da língua (Figuras 11.1 e 11.2). Hiperqueratinização das papilas linguais também se fazia presente, gerando uma coloração esbranquiçada em todo o dorso da língua. O paciente encontrava-se em leucopenia (540 leucócitos/mm$^3$) e plaquetopenia (41.000 plaquetas/mm$^3$) severas.

**Figura 11.1**
Mucosa bucal exibindo atrofia, com hiperqueratinização das papilas linguais.

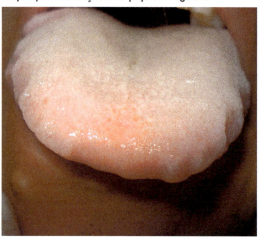

Fonte: Arquivo pessoal da autoria.

**Figura 11.2**
Atrofia da mucosa em borda lateral da língua e ligeira vasodilatação.

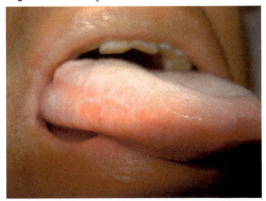

Fonte: Arquivo pessoal da autoria.

Sete dias após a infusão (D+7), o paciente relatava dor leve em cavidade bucal e xerostomia. Nesse dia, foi iniciada saliva artificial, para alívio dos sintomas de sensação de boca seca. No exame intrabucal, o paciente exibia pseudomembrana e petéquias em borda lateral da língua (Figura 11.3), sugerindo um quadro de mucosite grau 2. Os pontos hemorrágicos eram provavelmente oriundos da severa plaquetopenia que exibia nesse período (26.000 plaquetas/mm$^3$). A contagem global de leucócitos estava em 40 células/mm$^3$ (leucopenia severa). A laserterapia foi intensificada, agora com o intuito de tratar a mucosite oral. Foi prescrito tramadol (medicamento opioide) para controle da dor na cavidade bucal.

Nove dias após a infusão (D+9), o paciente ainda relatava dor em cavidade bucal, porém mais leve. Ulcerações superficiais eram vistas em mucosa labial e no assoalho bucal, por vezes revestidas por pseudomembrana (Figura 11.4). As lesões em borda lateral da língua estavam em remissão. A xerostomia era importante nesse período, fazendo-se notar pela mucosa exibindo ressecamento (Figura 11.5). Apesar dessas condições na mucosa bucal, a ingestão alimentar por via oral estava preservada, o que permitiu classificar as lesões na cavidade bucal como mucosite oral grau 2. O paciente ainda se encontrava em leucopenia e plaquetopenia severas. Foram mantidos laserterapia e prescrição de saliva artificial e tramadol. Foi também recomendada hidratação labial com vitamina E.

**Figura 11.3**
Borda lateral de língua exibindo pseudomembrana e petéquias.

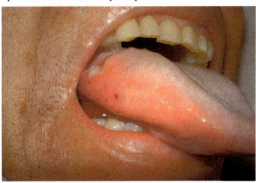

Fonte: Arquivo pessoal da autoria.

**Figura 11.4**
Lesão em assoalho bucal, exibindo pseudomembrana. A mucosa oral como um todo estava eritematosa.

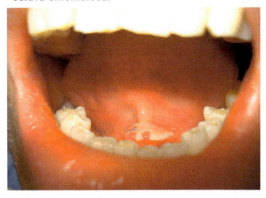

Fonte: Arquivo pessoal da autoria.

**Figura 11.5**
Mucosa labial exibindo ressecamento e ulcerações superficiais.

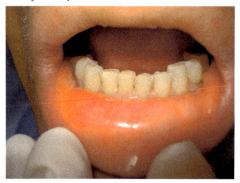

Fonte: Arquivo pessoal da autoria.

**Figura 11.6**
Atrofia das papilas linguais no D+13. Pseudomembrana e petéquias observadas no D+7 não estavam mais presentes.

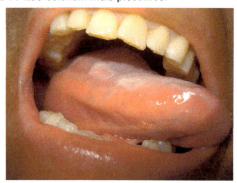

Fonte: Arquivo pessoal da autoria.

**Figura 11.7**
Lesão em assoalho bucal exibindo reepitelização e tecido de granulação, compatível com reparo da mucosa oral.

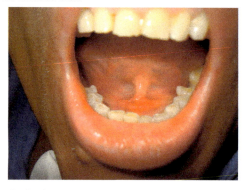

Fonte: Arquivo pessoal da autoria.

**Figura 11.8**
Completo reparo das lesões em assoalho bucal.

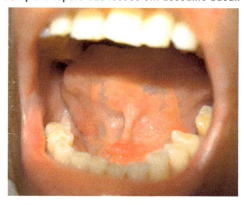

Fonte: Arquivo pessoal da autoria.

Entre o D+12 e D+15, franca melhora das condições bucais foi observada, coincidindo com o paulatino aumento do número de leucócitos. No D+12, foi suspenso o tramadol, por não haver mais dor em cavidade bucal, contudo a xerostomia e as alterações no paladar persistiam, sendo mantidas a saliva artificial e hidratação labial. O paciente exibia atrofia das papilas linguais, principalmente em borda lateral da língua (Figura 11.6). A lesão em assoalho bucal exibia reepitelização avançada, com eritema indicativo de presença de tecido de granulação (Figura 11.7). O local exibiu completo reparo no D+15 (Figura 11.8). Nesse dia, os leucócitos atingiram o valor de 2.315 células/mm$^3$, com neutrófilos em contagem de 1.300 células/mm$^3$. Esse dia foi então considerado o da enxertia neutrofílica. O paciente recebeu alta da laserterapia, mas os demais cuidados bucais foram mantidos até a alta hospitalar.

## ■ Desfecho

As condições bucais observadas no caso clínico descrito são consideradas típicas e esperadas para o TCH instituído. O condicionamento quimioterápico era de alto risco para mucosite oral, bem como a profilaxia para DECH, com a presença de metotrexato, que é altamente tóxico para a mucosa oral. Os cuidados bucais adotados mantiveram a mucosite oral em grau 2, o que permitiu a ingestão alimentar adequada, não havendo necessidade de prescrição de nutrição parenteral periférica. Observa-se que o paciente realizou higiene bucal adequada, o que contribuiu bastante para a manutenção das lesões em níveis baixos de severidade. Contudo, foi necessária prescrição de tramadol, como acontece na maioria dos pacientes com esse condicionamento em doses mieloablativas. A saliva artificial é uma medida paliativa para a xerostomia, já que não existem agentes terapêuticos eficazes para preveni-la ou tratá-la. As alterações do paladar também são esperadas nesses pacientes e podem persistir por longo tempo após o transplante (por vezes anos). O paciente evoluiu bem após a finalização do TCH e atualmente encontra-se livre da doença.

## ≡ Caso clínico 2

### ■ Manejo odontológico do paciente em radioterapia na região de cabeça e pescoço

Paciente do sexo feminino, 77 anos, leucoderma, apresentou lesão ulcerada em região de lábio superior na linha média. Foi submetida a tratamento dermatológico da lesão durante um ano, sem apresentar melhora do quadro. Após esse período, foi submetida à biópsia incisional da lesão, que foi diagnosticada como sendo carcinoma de células de Merkel. Trata-se de uma neoplasia maligna epitelial, na qual há proliferação desordenada de células responsáveis pela sensação tátil na pele, denominadas células de Merkel. Devido à raridade dessa neoplasia, não existe consenso quanto ao melhor tratamento. As opções indicadas são cirurgia e/ou radioterapia.

Após um mês da biópsia, foram notados linfonodos submandibulares aumentados e endurecidos. A paciente foi encaminhada para o setor de cirurgia de cabeça e pescoço, no qual foi realizada remoção cirúrgica da lesão com margem de segurança e posterior enxerto reparador. Como plano de tratamento pós-cirúrgico, foi indicada radioterapia em região de lábio superior, com dose total de 66 Gy, divididas em 33 frações de 200 cGy cada.

### ■ Manejo odontológico no período pré-radioterapia

Antes do início da radioterapia, a paciente foi encaminhada ao serviço de Odontologia Hospitalar, com as seguintes orientações médicas: avaliação da cavidade oral com o objetivo de adequação bucal, orientação sobre os cuidados bucais durante radioterapia e confecção de placa intrabucal, para ser utilizada em conjunto com a máscara facial. Essa placa tem por objetivo afastar o lábio superior da região de dentes anteriores superiores, prevenindo, assim, a irradiação em regiões anteriores sadias. Foi utilizada a técnica de radioterapia com intensidade modulada (IMRT) e foi feito estudo minucioso do alvo e dos órgãos em risco durante a simulação com a máscara e a placa intrabucal instaladas.

A paciente estava bem ativa, levando vida normal, porém exibia parestesia em região de lábio superior. Nessa mesma sessão, foi confeccionada a placa intrabucal. Na Figura 11.9, visualiza-se a placa instalada na boca da paciente. A máscara facial foi produzida em seguida pelo técnico do setor de radiologia.

**Figura 11.9**
Placa intrabucal de silicone em posição. Nota-se na linha média região de cicatriz após retirada cirúrgica de carcinoma de células Merkel.

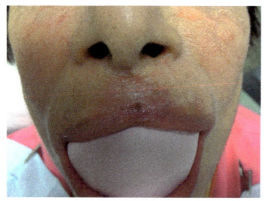
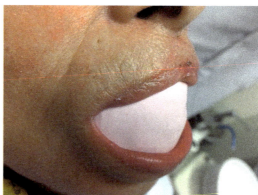

Fonte: Arquivo pessoal da autoria.

A paciente realizou radiografias periapicais e panorâmicas para complementar o exame clínico e, para que a adequação bucal da paciente estivesse apropriada, foi necessário realizar profilaxia do meio bucal, feita principalmente com limpeza profissional e orientações sobre escovação.

- **Manejo odontológico durante a radioterapia**

Os procedimentos odontológicos preventivos durante a radioterapia em região de cabeça e pescoço incluíram todas as medidas para evitar lesões que pudessem predispor o paciente a infecções, desconforto e dor na cavidade bucal. Em especial, o cirurgião-dentista priorizou a manutenção das funções de mastigação e deglutição. Foi realizada laserterapia em baixa intensidade na mucosa oral, para prevenção e tratamento de mucosite oral, até o término das sessões de radioterapia. Foram necessárias adaptações na rotina de escovação e reforçou-se o uso de enxaguatórios bucais. Na Figura 11.10, nota-se o aspecto clínico na 11ª sessão de radioterapia, cuja dose total era de 2.200 cGy. A paciente exibia mucosa oral íntegra, porém queixava-se de xerostomia. Observou-se drástica redução do fluxo salivar, sendo prescritos gel lubrificante e estímulo mecânico com goma de mascar.

**Figura 11.10**
Aspecto da região anterior após 11 sessões de radioterapia. Notam-se saburra lingual e ressecamento da mucosa lingual, em função de hipossalivação.

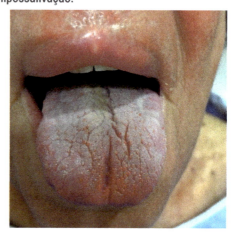

Fonte: Arquivo pessoal da autoria.

Após 13 sessões de radioterapia (dose total de 2.600 cGy), a paciente queixou-se de prurido e queimação na cavidade oral. Ao exame clínico, placas esbranquiçadas estavam visíveis em toda a cavidade oral (Figura 11.11), sendo compatíveis com candidíase pseudomembranosa. Foi prescrita nistatina tópica solução oral, 4 vezes ao dia durante 7 dias, e, após este tempo, notamos clinicamente o desaparecimento dos sinais e sintomas.

A paciente exibia também mucosite oral grau 1 (mucosa oral eritematosa) desde a 10ª sessão. Na 18ª sessão de radioterapia (dose total de 3.600 cGy), a mucosite oral evoluiu para grau 2, apesar do controle rigoroso de higiene oral e da laserterapia preventiva. Áreas de eritema, por vezes recobertas por pseudomembrana, foram observadas principalmente em mucosa jugal e borda lateral da língua, e presença de pequena ulceração em mucosa jugal esquerda (Figura 11.12). Foi realizada laserterapia com entrega maior de energia luminosa, para tratamento da mucosite oral, e reforçaram-se os cuidados de higiene oral. Esse protocolo de tratamento foi mantido até o término das sessões de radioterapia. Não houve evolução do quadro para um grau mais severo de mucosite oral. Após uma semana da última sessão de radioterapia, a paciente não exibia mais lesões na cavidade oral, recebendo alta da Odontologia Hospitalar.

**Figura 11.11**
Aspecto da mucosa lingual após 13 sessões de radioterapia. Notam-se placas esbranquiçadas compatíveis com candidíase pseudomembranosa.

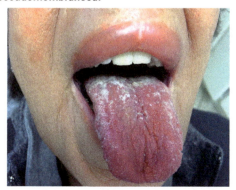

Fonte: Arquivo pessoal da autoria.

**Figura 11.12**
Aspecto intrabucal após 18 sessões de radioterapia. Notam-se eritema e áreas com pseudomembrana em mucosa jugal e borda lateral de língua, compatíveis com mucosite oral grau 2.

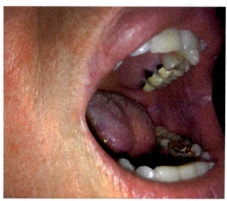

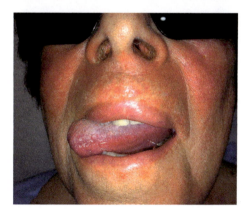

Fonte: Arquivo pessoal da autoria.

■ **Manejo odontológico após a radioterapia**

A paciente encontra-se em acompanhamento de 2 anos após o término da radioterapia, não demonstrando efeitos colaterais tardios da radioterapia em nenhum órgão ou sistema, incluindo a cavidade oral. Vem sendo acompanhada periodicamente pela equipe de Odontologia Hospitalar. Houve remissão completa da xerostomia e, até o presente momento, está livre de neoplasia.

# Índice Remissivo

## A

Actinomicose, 80

*Actinomyces israelli*, 80

Adequação do meio bucal, 34

Agentes
  alquilantes, 14
  antioxidantes, 58
  quimioterápicos convencionais, 19
    ação sobre as células neoplásicas, 13
    classificação, 14
    toxicidade, 19

Ajustes protéticos e ortodônticos, 35

Alcaloides derivados de plantas, 15

Alterações
  do paladar, 71
    prevenção e tratamento das, 74
  no tecido ósseo, 89
  ósseas em crianças, 99
  salivares, 63
    nos pacientes oncológicos, 64

Alvo tumoral, 7

Analgesia, 43

Analgésicos, 36

Anamnese direcionada, 33

Anti-inflamatórios, 59
  esteroidais, 36
  não esteroidais, 36

Antibióticos, 36
  naturais, 14

Anticorpos monoclonais antiEGFR, 61

Antifúngicos, 36, 83

Antígenos de leucócitos humanos (HLA), 24

Antimetabólitos, 14

Antivirais, 36

Arcoterapia volumétrica modulada (VMAT), 5

*Aspergillus fumigatus*, 84

Aspergilose, 84

Azul
  de metileno, 48
  de toluidina, 48

## B

Bevacizumabe, 16

Bifosfonatos, 92

Biomarcadores da mucosite oral, 56

Bortezomibe, 17

Braquiterapia
  de altas taxas de dose, 5
  de baixas taxas de dose, 5
  de taxas de dose pulsadas, 6

BRCA1, proteína, 55

## C

*Candida albicans*, 82

Candidíase oral, 82

Canertinibe, 16

Capacidade de reparo do DNA, 7

Cárie(s)

dentárias preexistentes, 79

por irradiação, 79

Cavidade

bucal, 2

oral, 9

CDKN1A, proteína, 55

Cetuximabe, 16

Ciclos quimioterápicos, 19

Citomegalovírus, 85

Coerência, 46

Coleta de células, 23

Colimação, 45

Compatibilidade, 23

Complexo principal de histocompatibilidade I e II
(MHC I e MHC II), 24

COX2, proteína, 55

Crioterapia oral, 58

Crizotinibe, 17

## D

Dabrafenibe, 17

Daratumumabe, 17

Delineamento da margem tumoral, 7

Denosumabe, 17

Disgeusia, 72

métodos de classificação da, 73

Doença

do enxerto contra o hospedeiro (DECH), 24,
27

aspecto clínico e diagnóstico, 28

patogenia, 27

prevenção e tratamento, 29

estável, 3

periodontal, 80

crônica, 49

progressiva, 3

Dosimetria, 8, 44

Drogas

antirreabsortivas, 93

contendo platina, 14

## E

E-caderina, proteína, 55

Efeito dose-resposta, 45

EGF, proteína, 55

Enterovírus, 86

Enxerto contra o tumor, 26

Epstein-Barr vírus, 85

Erlonitibe, 16

Escala de Avaliação de Mucosite Oral (OMAS), 53

Estomatite derivada de medicamentos, 59

associada a inibidores de mTOR, 60

aspecto clínico e tratamento, 60

Everolimus, 17

Exame(s)

clínico, 33

hematológicos e bioquímicos, 35

Extração dentária, 35

## F

Fator(es)

de crescimento, 59

estimulador de colônias de macrófagos
(G-CSF), 24

Fluxo salivar, 63

Fontes e modalidades de radiação, 4

Fotobiomodulação, 39

Fotoférese extracorpórea, 29

Frações aceleradas, 9

Fusariose, 84

## G

Gefitinibe, 16

Gemtuzumabe, 17

Glândulas salivares, 64

Grau de hipóxia presente no tecido, 7

Grupamentos de diferenciação, 16

## H

HDR-BT (High-Dose Rate BrachyTherapy), 5

Herpes simples labial, 48

Herpes-vírus do tipo 1, 85

Higiene bucal, 33, 36, 57

Hiperfracionamento, 8

Hipofracionamento, 9

Hipofunção da glândula salivar induzida pelo tratamento oncológico, 68

*Histoplasma capsulatum*, 84

Histoplasmose, 84

Hormônios e corticosteroides, 15

Hormonioterapia, 15

## I

IL-1beta, proteína, 55

IL-6, proteína, 55

Imatinibe, 16

Imunoterapia, 17, 65, 72

Infecção(ões)

bacterianas, 79

fúngicas, 49, 81

oportunistas em cavidade oral, 77, 79

virais, 85

Inflamação da mucosa oral, 51

Inibidores

da topoisomerase, 15

de angiogênese, 61

de citocinas inflamatórias, 59

de mTOR, 60

tirosina quinase

de EGF e EGFR, 61

panHER, 61

## L

Lapatinibe, 16

*Lasers*, 45

LDR-BT (*Low-Dose Rate BrachyTherapy*), 5

LEDs, 45, 46

Linfócito

do infiltrado tumoral (TILs), 18

T citotóxico, 18

## M

Manejo odontológico, 33

Manobras cirúrgicas de urgência, 36

Matuzumabe, 16

Miconazol, 83

MMP, proteína, 55

Monocromaticidade, 45

mTOR (proteína-alvo da rapamicina em mamíferos), 60

Mucormicose, 84

mucosa oral

aspectos básicos da, 51

inflamação, 51

Mucosite oral, 51, 52

Biomarcadores da, 56

Classificação clínica, 52

Patogenia, 54

fase

de amplificação, 54

de reparo, 54

de ulceração, 54

Fatores de risco, 56

iniciação, 54

resposta primária, 54

Prevenção, 57

tratamento, 57

*Mycobacterium tuberculosis*, 81

## N

Neoplasias malignas e reabsorção óssea, 90

Neutropenia febril, 78

NFκB, proteína, 55

Nimotuzumabe, 16

## O

Opioides, 36, 59

Osteonecrose associada a medicamentos, 49, 91

    estadiamento, 93

  fatores de risco, 93

  manifestações clínicas, 93

  prevenção, 94

  tratamento, 94

Osteorradionecrose, 96

  estadiamento, 97

  fatores de risco, 97

  manifestações clínicas, 97

  prevenção, 97

  tratamento, 97

## P

P38 MAP quinase, proteína, 55

P53, proteína, 55

Paladar, 63

  sensação normal do, 70

Panitumumabe, 16

Papilas gustativas, 70, 72

Papiloma vírus humano, 86

Paramixovírus, 86

Pazopanibe, 16

PDR-BT (*Pulsed-Dose Rate BrachyTherapy*), 6

Período pré-tratamento antineoplásico, 33

Pertuzumabe, 16

Planejamento radioterápico, 7

Podofilotoxinas derivadas de plantas, 15

Proporção de células em proliferação, 7

Próteses radíferas intrabucais, 35

## Q

Quimioterapia, 13

  convencional, 65, 72

Quimioterápicos convencionais, 14

## R

Radiação

  corpórea total (TBI), 24

  ionizante sobre as células neoplásicas, 6

  na região de cabeça e pescoço, 64

  total da medula (TMI), 24

Radiocirurgia estereostática, 5

Radiocurabilidade, 6

Radiorresistente, 6

Radiossensibilidade, 6, 7

Radioterapia

  adaptativa, 8

  de cabeça e pescoço, 3, 71, 105

  de Intensidade Modulada (IMRT), 64

  efeitos colaterais da, 10

  guiada por imagem, 5

RB1, proteína, 55

Receptor da proteína 1 de morte celular programada (PD1), 18

Regimes de quimioterapia, 18

Registro

  por imagem, 7

  radiográfico, 34

Remissão

  completa, 3

  parcial, 3

Remoção de focos infecciosos, 34

Remodelamento ósseo, 89

Reparo tecidual, 41

  fase

    de remodelamento, 42

    inflamatória, 41

    proliferativa, 42

## S

Saliva, 63

Sífilis, 81

Sorafenibe, 16

Sunitinibe, 16

## T

Técnica

IGRT (*Image Guided Radiation Therapy*), 5

IMRT (*Intensity-Modulated Radiation Therapy*), 5

SRS (*Stereostatic RadioSurgery*), 5

Teleterapia, 4

Temsirolimus, 17

Terapia

adjuvante, 3

celular adotiva, 18

com luz de baixa intensidade (TLBI), 30, 40, 57

de consolidação, 3

de indução, 3

de intensificação, 3

de manutenção, 3

de salvamento, 4

fotodinâmica, 46

antimicrobiana, 47

em lesões orais, 39

neoadjuvante, 3

paliativa, 4

Terapia-alvo, 15, 65, 72

TGF-beta, proteína, 55

TNF-alfa, proteína, 55

Tomografia FDG-PET, 7

Toxicidade dos agentes quimioterápicos, 19

Transplante de células hematopoiéticas, 23, 101

alterações do paladar, 73

autólogo, 23

efeitos tardios do, 30

haploidêntico, 24

singênico, 24

xerostomia induzida por radiação, 67

Trastuzumabe, 16

Tratamento

antineoplásico, 3, 36

com modulação

da intensidade do feixe, 5

volumétrica em arco, 5

conformacional, 4

convencional, 4

endodôntico, 34

periodontal, 34

restaurador, 34

*Treponema pallidum*, 81

Tuberculose, 81

## V

Vacinas utilizando peptídeos antitumorais, 17

Vandetanibe, 16

Vemurafenibe, 17

Vírus oncolíticos, 17

Vismodegibe, 17

## X

Xerostomia induzida por radiação, 65

prevenção e tratamento, 69

XRCC1, proteína, 55

## Z

Zigomicose, 84